栄養科学シリーズ

NEXT
Nutrition, Exercise, Rest

医療概論

河田光博・小澤一史・渋谷まさと／編

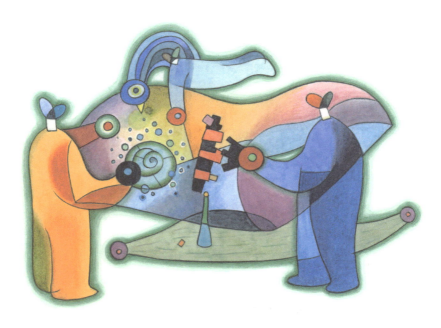

講談社

シリーズ総編集

木戸　康博　京都府立大学　名誉教授
宮本　賢一　龍谷大学農学部　教授

シリーズ編集委員

河田　光博　京都府立医科大学　名誉教授
桑波田雅士　京都府立大学大学院生命環境科学研究科　教授
郡　　俊之　甲南女子大学医療栄養学部　教授
塚原　丘美　名古屋学芸大学管理栄養学部　教授
渡邊　浩幸　高知県立大学健康栄養学部　教授

編者・執筆者一覧

石松　　秀　医療法人社団如水会嶋田病院　医師(12)
海原　純子　日本医科大学医学教育センター　特任教授(9, 10)
大生　定義　新生病院　名誉院長・執行理事(5)
小澤　一史*　佛教大学保健医療技術学部　教授(6, 8)
香川　靖雄　女子栄養大学　副学長(3, 4)
梶井　文子　東京慈恵会医科大学医学部看護学科　教授(11)
河田　光博*　京都府立医科大学　名誉教授(13)
渋谷まさと*　女子栄養大学短期大学部生理学研究室　教授(0, 7)
築島　　健　医療法人風のすずらん会美唄すずらんクリニック　院長(1)
東　あかね　京都産業大学保健管理センター　所長(2)

(五十音順，＊印は編者，かっこ内は担当章)

まえがき

　本書は，管理栄養士・栄養士が，医療，保健，社会福祉，介護福祉の分野で活躍するために，医療分野全体を俯瞰しつつ，患者，その家族，医師やコメディカルスタッフなどとのかかわりの中で知っておくべき基本的な知識を提供するものである．臨地実習や就業時に役に立つ医療概論であると同時に，コメディカルの学生，あるいは保健，社会福祉分野で学ぶ学生にとってもよい入門書でもある．

　医療の世界では，近年，以前に増して「医の倫理」，「生命倫理」，「研究者倫理」等々，"倫理"に関することが大きく取り上げられるようになっている．これは好ましいことであると同時に，いわば「当たり前のこと」として常識，良識としてあえて触れるまでもなく…．といって認識されていたことをきちんと表記し，確認することが求められるようになってきたという意味でもある．

　「当然のこと」，「そんなことは常識，良識」ということであっても，きちんと文字に記し，よく読むという行為は大切なことであり，さまざまな現場でこのような確認作業は重要視されている．わかりやすい例で言うと，電車の運転士の呼称確認がよい例であろう．こういった基本の確認作業は，知っているはずのこと，当たり前と思っていることを立ち止まって真摯に考える意味において，医療の世界では特に大切なステップである．

　以前，研究者が研究記録を残す「研究ノート」の問題がクローズアップされたことがある．研究者の一人として，正直，大きな違和感を覚えた．それは，研究者が正確で詳細な研究記録を残すことは，大原則中の大原則であり，その大原則の事象が問題になること，注目されること自体，本来はおかしなことであるからである．しかし，あるきっかけがあって，その当たり前，当然の行為に注目が集まったことにより，当たり前，当然のことを皆が立ち止まって真剣に考えるきっかけになったことは重要なことであったかもしれない．

　AI（artificial intelligence，人工知能），ロボットなどの発達により，医療の世界においても，人が関わりを持たず自動的に処理されることが増えていくと予想される．そのような中で，人と人の気持ちの問題，すなわち「こころ」の問題は，AIやロボットではどうしても解決できない極めて重要な問題として残ると思われる．そのような重要な課題に関わる基本的な考え方，土台について，本書ではこれまでに多くの経験を積まれてきたそれぞれの専門家に執筆頂き，「医療概論」としてまとめた．本書は「教科書」ではあるが，記載内容を議論するための「叩き台の書」でもあると考える．本書で取り上げた課題をもとに，真摯な議論がなされ，充実した学びの場が展開することを心から願う次第であり，その場が広がることは，望外の喜びである．

　2017年10月

編者　河田　光博

小澤　一史

渋谷まさと

栄養科学シリーズ NEXT 新期刊行にあたって

　「栄養科学シリーズNEXT」は，"栄養Nutrition・運動Exercise・休養Rest"を柱に，1998年から刊行を開始したテキストシリーズです．2002年の管理栄養士・栄養士の新カリキュラムに対応し，新しい科目にも対応すべく，書目の充実を図ってきました．新カリキュラムの教育目標を達成するための内容を盛り込み，他の専門家と協同してあらゆる場面で健康を担う食生活・栄養の専門職の養成を目指す内容となっています．一方，2009年，特定非営利活動法人日本栄養改善学会により，管理栄養士が備えるべき能力に関して「管理栄養士養成課程におけるモデルコアカリキュラム」が策定されました．本シリーズではこれにも準拠するべく改訂を重ねています．

　この度，NEXT草創期のシリーズ総編集である中坊幸弘先生，山本茂先生，およびシリーズ編集委員である海老原清先生，加藤秀夫先生，小松龍史先生，武田英二先生，辻英明先生の意思を引き継いだ新体制により，時代のニーズと栄養学の本質を礎にして，改めて，次のような編集方針でシリーズを刊行していくこととしました．

　・各巻ごとの内容は，シリーズ全体を通してバランスを取るように心がける
　・記述は単なる事実の羅列にとどまることなく，ストーリー性をもたせ，学問
　　分野の流れを重視して，理解しやすくする
　・レベルを落とすことなく，できるだけ平易にわかりやすく記述する
　・図表はできるだけオリジナルなものを用い，視覚からの内容把握を重視する
　・4色フルカラー化で，より学生にわかりやすい紙面を提供する
　・管理栄養士国家試験出題基準(ガイドライン)にも考慮した内容とする
　・管理栄養士，栄養士のそれぞれの在り方を考え，各書目の充実を図る

　栄養学の進歩は著しく，管理栄養士，栄養士の活躍の場所も益々グローバル化すると予想されます．最新の栄養学の専門知識に加え，管理栄養士資格の国際基準化，他職種の理解と連携など，新しい側面で栄養学を理解することが必要です．本書で学ばれた学生達が，新しい時代を担う管理栄養士，栄養士として活躍されることを願っています．

シリーズ総編集　　木戸　康博
　　　　　　　　　宮本　賢一

医療概論 —— 目次

13. 医療，ヘルスケアの現状と今後の展開 ‥‥‥‥‥‥‥ 144

0. 医療，医学と保健，福祉

　現代では，医療関係者は医療，保健，福祉を切り離して遂行することはできない．しかし，それぞれの分野には独特な世界，各種の法律があり，各医療関係者もそれぞれの法律により役割が示されており，業務としてできる行為とできない行為とがある．連携にあたってはそれぞれの分野の背景や規定などを知ることは重要であり，そのうえで患者や被介護者などに対して，医療関係者が適切に専門性を発揮する必要がある．

　本書『医療概論』は，医療機関などがどのような背景をもち，どのように機能しているのか，医療関係者にはどのような役割があるのかを学び，管理栄養士・栄養士が医療においてどのような役割をどのように担えばよいのかを学ぶためのものである．そのため，0章において，医療とその関連分野を広く概観し，1章以降の理解の援助としたい．

0.1 医療，保健，福祉分野のつながりと広がり

A. 医療とは

　医療の歴史は古く，また，極めて文化性が高く，国や地域，時代により大きく変遷している．日本においても医療制度は常に変化し，極めて複雑になり，一般国民はもとより，専門職にある者にとっても理解しにくいものとなっているのが現状である．

　医療とは，狭義には診療(診断と治療)すなわち，医の行為(医行為，キュア)であり，広義には健康に関するケアである．医療には，診療のみならず，医療機関で行う組織運営・経営といったすべての業務を含む．ケアには，保健，医療，福祉を含む広い意味があり，療養ともいう．

　「医療法」において，医療は，「生命の尊重と個人の尊厳の保持を旨とし，医師，

歯科医師，薬剤師，看護師その他の医療の担い手と医療を受ける者との信頼関係に基づき，及び医療を受ける者の心身の状況に応じて行われるとともに，その内容は，単に治療のみならず，疾病の予防のための措置及びリハビリテーションを含む良質かつ適切なものでなければならない」とされている.

　また，医療は，「国民自らの健康の保持増進のための努力を基礎として，医療を受ける者の意向を十分に尊重し，病院，診療所，介護老人保健施設，調剤を実施する薬局その他の医療を提供する施設（以下「医療提供施設」という），医療を受ける者の居宅等（居宅その他厚生労働省令で定める場所をいう．以下同じ）において，医療提供施設の機能に応じ効率的に，かつ，福祉サービスその他の関連するサービスとの有機的な連携を図りつつ提供されなければならない」とも記されている.

　「医療とは医学の社会的適用である」と元日本医師会長武見太郎氏が定義している．医療は科学技術を実用化するための社会技術と考えることができる．医療の社会性とは，他の分野との関係をもつということ，関連分野との整合を図ることである．安全と便益（自由と権利）を享受する代わりに，個人および組織として，社会の一員としての役割（責任と義務）を果たすことである．医療提供側は，社会（国民や患者）が求める医療を提供しなければならない.

B.　医学とは

　医学とは，人体を対象とする学問領域をいう．医療の中心をなす学問体系であり，人や物が何でできているのかといった根源を求めた紀元前からの歴史と，世界各地で独自の進化をもって発展してきた広がりをもち，多様な内容を含む．西洋医学と東洋医学，基礎医学と臨床医学などの分類のされ方がある.

必修の基本的事項	医学総論	医学各論
医師のプロフェッショナリズム 社会と医療 診療情報と諸証明書 医療の質と安全の確保 人体の構造と機能 医療面接 主要症候 一般的な身体診察 検査の基本 臨床判断の基本 救急初期診療 主要疾患・症候群 治療の基本 基本的手技 死，緩和ケア，終末期ケア チーム医療と多職種連携 生活習慣とリスク 一般教養的事項	保健医療論 予防と健康管理・増進 人体の正常構造と機能 生殖，発生，成長，発達，加齢 病因，病態生理 症候 診察 検査 治療	先天異常，周産期の異常，成長・発達の異常 精神・心身医学的疾患 皮膚・頭頸部疾患 呼吸器・胸壁・縦隔疾患 心臓・脈管疾患 消化器・腹壁・腹膜疾患 血液・造血器疾患 腎・泌尿器・生殖器疾患 神経・運動器疾患 内分泌・代謝・栄養・乳腺疾患 アレルギー性疾患，膠原病，免疫病 感染性疾患 生活環境因子・職業性因子による疾患

表 0.1　医師国家試験出題基準
［厚生労働省，令和6年版］

図 0.1　医療，保健，福祉のかかわり

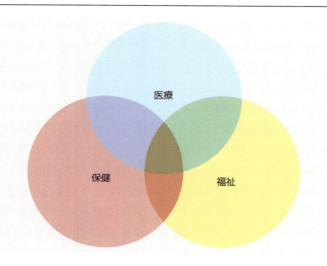

　医学は，医師が学んでいる分野ではあるが，医師だけが学ぶ分野ではまったくない．現代の日本における医学生が学んでいる分野を医師国家試験科目からみると表0.1のようになる．人体そのものの構造と機能，刺激に対する生理的（＝正常な）反応，生じてしまう病理的変化（疾患），薬物，手術などは当然，医学の範疇であり，医行為（医療行為）などが医学の中心であるといえるが，さらに福祉の状況などを検討する社会医学もあり，環境，経済，文化，気象などの人体に対する影響も医学の対象となり得る．

C.　保健とは

　保健とは，健康を保つ科学とその実践をいう．世界的な機関として世界保健機関（World Health Organization：WHO）があり，地域保健，母子保健，学校保健，産業保健などの分野があり，保健所や保健センターがある．これらはすべて，人々が健康を保つためにある．行政的には，保健，医療，福祉の連携が進められている（図0.1）．

D.　福祉とは

　「福」の字も「祉」の字も幸福の意味をもつ．福祉とは，幸福な（とまではいかなくても必要最低限の）生活を支援する取り組みをいう．福祉の概念や具体的内容も世界的にも日本でも，長い歴史の中で地域性を持って変遷してきた．日本においては，現在では，年金などの金銭的支援，介護・ケア・訓練などの行動的（人的）支援，炊き出しなどの物質的支援をいう．社会福祉と介護福祉とに大きく分類され，社会福祉は社会生活を支援する取り組みであり，遺族年金，児童手当，失業給付，住宅手当などが挙げられる．居所，飲食の直接的提供も含まれる．介護福祉は，

日常生活を支援する取り組みを行い，ケアセンターまたは在宅における運動，食事，リクリエーション，入浴などのサービスを提供することをいう．

E.　多職種連携

　医療，保健，福祉分野のつながりとして，多職種連携（interprofessional work：IPW, interprofessional collaboration：IPC）の考え方が提示されている．連携としてチーム医療は医療に限定されるが，地域包括ケアシステムなどでは医療に加え，介護，福祉，行政，さらに芸術，工学，文学，経済，法律，宗教，エンターテインメントなどの専門職が互いに連携して（医療を含めた）ケアを提供するメリットは計り知れない．現代の複雑な社会において患者や高齢者などの対象者のケアに関するすべてを把握することは難しく，多職種がチームとして連携する必要がある．これにより，ケアの質，効率の向上だけではなく，社会コストの削減が期待できる．医療，保健，福祉における職種については1章で，多職種連携を成立させるためのコミュニケーションの重要性は11章で，チーム医療の詳細については12章で述べる．

0.2 ｜医療，医学における栄養学と栄養治療

A.　栄養学

　栄養学は，栄養素がどのように人体に影響するのかを解明する学問である．人の健康の維持・増進，疾患の予防・治療に，どのような根拠に基づいて寄与するかの解明が現代の栄養学に求められている．学問として，基礎栄養学では生理的な状態において，栄養素の作用，役割，動きなどを学ぶ．これを医療においては，疾患に応じた病院給食の提供，病院内外における栄養の指導などとして実践する．各ライフステージにおける栄養は応用栄養学で，その指導は栄養教育論で学ぶ．疾患の栄養治療は臨床栄養学で学ぶ．

B.　栄養サポートチームと治療食

　病院におけるチーム医療では，いろいろなチームが結成され，活動しているが，その中で栄養治療のための栄養サポートチーム（nutrition support team：NST）は，医師，看護師，薬剤師，管理栄養士，理学療法士，作業療法士，臨床検査技師などで活動するものである．この活動は，日本の医療制度である診療報酬制度において，栄養サポートチーム加算として評価される．
　栄養治療として入院時に提供される病院食には，一般食と特別治療食がある．

診察と診断

医行為に診察と診断がある．診察には，問診，視診，聴診，触診，打診などがあり，聴診器などによる聴診は技術と経験が必要である．「Aさんの腹痛は胃炎」と誰が考えても言っても構わない．しかし，「Aさんの腹痛は胃炎である」という診断は医師にしかできない．医師による診断はAさん本人や家族，周囲の人の行動に影響を与える．これが，胃炎でなく，緊急手術を要するような疾患であったら大変である．診断はただの言葉であるが，その診断には生死が分かれるような重い責任が込められている．

一般食は特別な制限のない食事で，流動食から易消化の段階食と嚥下食がある．特別治療食には制限のある食事として，病態に応じたエネルギー制限食，タンパク質制限食，脂質制限食，食塩制限食などの食種区分がある．医師からの指示により，これらを常食から変化させ展開食として提供することで治療の一環となる．

0.3 | 医療の範囲

A. 医行為（または医療行為）

医師法では，医師でなければ医業をなしてはならないとしている．この医業について，厚生労働省の通知*では，「当該行為を行うに当たり，医師の医学的判断及び技術をもってするのでなければ人体に危害を及ぼし，又は危害を及ぼすおそれのある行為(医行為)を，反復継続する意思をもって行うことである」としている．医業は医師のみに許される行為であるが，すべてを医師のみで行うことは困難であるため，医師の指示のもとに，各医療従事者が協働する形をとっている．

たとえば，採血などは看護師や臨床検査技師などが担当することが多いが，これは医師の指示によるものである．抗生物質の処方など医師の指示により，薬剤師が調合する．診断は医師にのみ許された行為であり，それによって治療方針が左右される．いずれも不必要に，また，医師であっても未熟な技術・知識で行えば危害を与える可能性もあり，状況によっては傷害刑事事件になり得るのが医行為である．

医行為は，医療機関で行われるものであるが，近年の高齢化，在宅医療の推進において，社会福祉施設や自宅などでの医行為が広がりを見せている．たんの吸引や経管栄養は医行為に該当するが，2012（平成24）年度から，一定の研修を受けた介護職員などが，医療や看護との連携による安全確保が図られているなどの一定の条件の下で，これらの行為を実施できることになった．なお，学生が実習

*「医師法第17条，歯科医師法第17条及び保健師助産師看護師法第31条の解釈について」医政発第0726005号，平成17年7月26日

中に行う採血も医行為であり，医師の指示のもとに行われる．

B. 医業

　医師にしかできない医業であるが，医師だけで医療はできない．多くの人がかかわって，医業経営という形で医療が行われている．医業経営の組織の基本は医療法人であり，医療法人は，医療法で，病院，診療所，介護老人保健施設の開設を目的として設立される法人であるとされている．

　医療法人は，①自主的にその運営基盤の強化を図る，②提供する医療の質の向上や運営の透明性の確保を図る，③地域における医療の重要な担い手としての役割を積極的に果たすよう努めることが求められている．医業という言葉は，現在では医業経営と結びついた病院経営全般としてのイメージがあり，各医師の医療の行為は医行為（医療行為）ということが多くなっている．

　なお，医業経営は他の業種の経営と異なり，顧客を選ぶ自由はかなり制限されている．飲食店の経営者は「一見さんお断り」「ノーネクタイお断り」とすることは自由であるが，医師法，歯科医師法，薬剤師法，保健師助産師看護師法では，正当な理由がなければ拒んではならないという応召義務が課せられており，「○○お断り」は原則できない．「産科は対応できません」「ベッドは満床で重症患者の受け入れできません」など，診療所，病院のキャパシティーに基づいて応召義務に応じられないことはあるが，その場合も他を紹介するのが原則である．

0.4 医療提供施設

　医療法において，病院，診療所，介護老人保健施設，調剤を実施する薬局その他の医療を提供する施設を医療提供施設という．一般的に，医療提供施設を医療機関ともいう．

　病院は，「医師又は歯科医師が，公衆又は特定多数人のため医業又は歯科医業を行う場所であつて，20人以上の患者を入院させるための施設を有するものをい

図 0.2　病院組織の概要

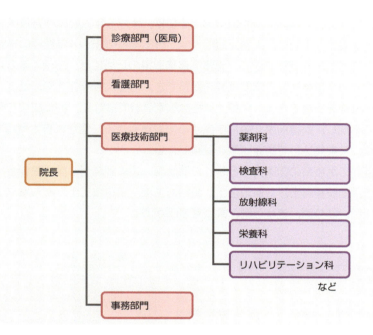

う．病院は，傷病者が，科学的でかつ適正な診療を受けることができる便宜を与えることを主たる目的として組織され，かつ，運営されるものでなければならない」と規定されている．

　一方，診療所は，「医師又は歯科医師が，公衆又は特定多数人のため医業又は歯科医業を行う場所であつて，患者を入院させるための施設を有しないもの又は19人以下の患者を入院させるための施設を有するもの」とされている．

　病院組織の概略を図0.2に示す．病院の規模や機能にもよるが，大きく診療部門，看護部門，医療技術部門，事務部門に分かれる．近年は地域医療連携室などを設け，患者やその家族の助けになるよう，退院後の療養場所や転院先の紹介，地域の診療所との連携，社会保障制度の説明など多岐にわたる業務もある．

0.5 | 医療系職種の資格

　医療提供施設では，医療系の資格以外の専門性と資格をもった職種の人も協働しているが，ここでは医療系職種の資格取得について簡単にみておきたい．国家資格であるおもな医療系職種を図0.3に示した．

　医師，歯科医師，薬剤師資格取得のためには，大学6年，臨床検査技師，理学療法士，作業療法士では，大学，短期大学，専門学校の3〜4年課程の卒業見込みにより国家試験を受験できる．看護師資格取得のためには，3〜4年の大学などの養成校の卒業見込みで国家試験を受験でき，さらに各条件を満たせば，保健師の国家試験を受験できる．栄養士資格は国家試験ではなく，各養成校を条件を満たして卒業し，都道府県知事に申請すると取得できる．管理栄養士資格も4年の養成校の卒業見込みで国家試験を受験できる．

　このほかの医療系の国家資格として，助産師，視能訓練士，言語聴覚士，臨床工学技士，義肢装具士，救命救急士，歯科衛生士，歯科技工士，あん摩マッサージ・指圧師，はり師，きゅう師，柔道整復師がある．

図 0.3　医療関係の修学と資格

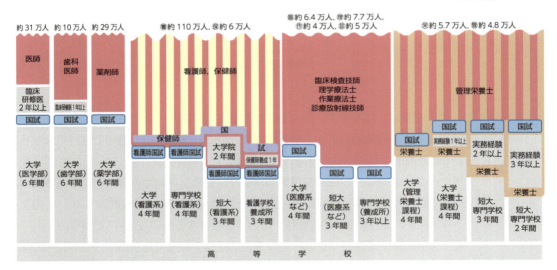

1. 医療提供施設と医療の担い手

本章では，医療提供施設（医療機関または医療施設）と，おもな医療従事者について概説する.

1.1 管理栄養士・栄養士のフィールド

医療機関における臨床栄養学分野では，管理栄養士・栄養士の中心的業務である「栄養の指導」が人の健康にとって極めて重要である．栄養の指導のように対人的な業務のほかに，入院食の献立，発注，仕入れ，調理指導などの病院給食も重要な業務であり，管理栄養士・栄養士に期待されて果たすべき役割は大きい．医療機関では栄養の専門職として栄養治療の中心となって活躍することが求められる.

本章が「医療提供施設」と「医療の担い手」をテーマとして取り上げるように，医療機関には医師以外にも多職種が勤務している．0章でも触れたように，栄養の指導を含め，医療機関における業務の指導的役割は医師，特に主治医に委ねられている．多くの業務は技能としては医師が対応できるものであるが，時間的・身体的制約が高い（すなわち忙しい）ために医師以外の多職種に指示し，業務を分散させている．しかし，栄養の指導に関しては（多くの）医師には専門性が高すぎて，管理栄養士・栄養士に（組織内命令系統としては指示であるが，実態としては）依頼せざるを得ない側面が大きい．調理が好きな医師も多いが，食材ごとの組成，調理方法による食べやすさ，見た目の美しさなどを毎日3食ごと個人ごとに総合的に判断し，長期入院していても栄養学的な不足・過剰・偏りがないことを担保することは，多くの医師にとって「わからない」「無理！」「管理栄養士・栄養士さんお願い！」の業務である.

医療機関において，管理栄養士・栄養士は栄養の指導の中心的・リーダー的役割を担う．しかしながら医療が目的とする「病気の治療と健康の増進」が食事・栄

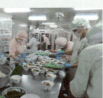
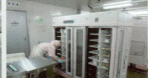
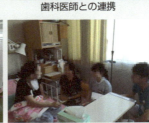

NST カンファレンス　　　　病棟カンファレンス　　　歯科医師との連携

配膳風景　　　　　　　　温冷配膳車　　　　　　　ベッドサイド訪問

図 1.1　管理栄養士の診療補助行為の例
［写真提供：札幌医科大学附属病院］

養の改善のみでその目的を十分に達しがたいのもまた自明であり，医療機関においては管理栄養士・栄養士は内科的療法，外科的療法などの中心的機能をサポートする役割を与えられることになる．たとえば病院や診療所において，主治医の指示によって栄養の指導を行う場合，管理栄養士・栄養士は医師が行う診療の「補助」を行う位置づけであり，看護師・薬剤師などと同等に「医療の担い手」である（図1.1）．すなわち，チーム医療（チーム医療については12章で詳述する）の一員として医師，看護師，薬剤師などの中に溶け込んでいかなければならない．医療機関以外の仕事と同様，専門性が高く，医師を含めた他職種にはできない栄養の指導という業務を担当している自覚と責任をもち，自らの専門性をさらに高める日々の努力，ならびに他職種に対する理解・敬意・連携が必須である．

　医療機関ではなく地域住民に対する栄養の指導や，学校栄養教育（食育），スポーツ栄養など，行政機関においての公衆栄養・地域栄養という現場では，栄養の指導という形で，クライアントである地域住民に自らの責任とモチベーションで（役所の仕事を実現するという点においては臨床医の指示を受けて行うものではないという意味で）直接向きあい，リーダー・中心的存在としての役割を担う機会がある．地域住民に対する食育活動においてはその業務上，管理栄養士・栄養士は基本的に一人の技術系公務員としてその専門性と責任性に基づいて業務を行うが，その場合でも，保健所長など行政職医師が上長であることが多い．当然，上記のような社会人としての立ち振る舞いは必要である．

　医療機関の中では，まず「医療の担い手」にはどのようなものがあるか，どんな機能と役割を持った人々なのかを知っておくことが必要である．

1.2 医療提供施設（医療機関，医療施設）の種類

　医療機関は，医療提供施設として医療法（昭和23年7月30日法律第205号）第1条の2第2項に規定されている．「病院」，「診療所」，「介護老人保健施設」，「調剤を実施する薬局」，「その他の医療を提供する施設」がそれにあたる（図1.2）．「その他」には，「助産所」は含まれるが，あん摩マッサージ・指圧師，はり師，きゅう師，柔道整復師（まとめて「あはき柔整」ともいう），医業類似行為（カイロプラクティック，整体，アロマテラピー，カウンセリングなど）を行う施設は含まれない．なお，医療施設調査により，3年ごとに医療機関の実態が調査されている．

A.　病院，診療所

　病院とは，医師または歯科医師が，公衆または特定多数人のために医業または歯科医業を行う場所であって，20人以上の患者を入院させるための施設を有するものをいう（医療法第1条の5第1項）．診療所とは，医師または歯科医師が，公衆または特定多数人のために医業または歯科医業を行う場所であって，患者を入院させるための施設を有しないもの，または19人以下の患者を入院させるための施設を有するものをいう（同第2項）．

　病院と診療所の違いは，法的には入院施設の有無およびその規模であるが，実際には関連法令により細かく施設基準が定められ，決して単純なものではなく，ここでは詳述しない．

　令和3年医療施設（静態・動態）調査・病院報告によれば，令和3年10月1日現在，全国に病院は8,205施設，「一般診療所」は104,292施設，「歯科診療所」は67,899

図1.2　医療提供施設（医療機関）
*1 調剤をしないところは薬店という．*2 介護保険法による介護保険施設でもある．

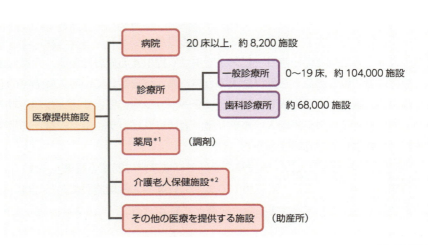

図 1.3　病院の種類

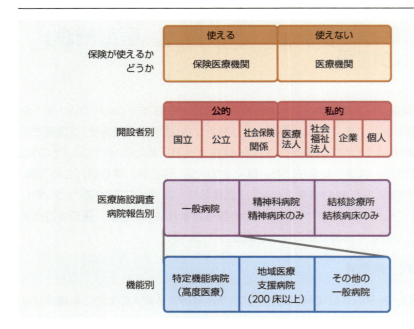

保険が使えるか どうか	使える	使えない
	保険医療機関	医療機関

開設者別	公的			私的			
	国立	公立	社会保険関係	医療法人	社会福祉法人	企業	個人

医療施設調査 病院報告別	一般病院	精神科病院 精神病床のみ	結核診療所 結核病床のみ

機能別	特定機能病院 （高度医療）	地域医療 支援病院 （200床以上）	その他の 一般病院

施設である.

　病院には分類によって呼称にも種類がある（図1.3）．保険が使える保険医療機関と，使えない医療機関，また，開設者別の区別や医療施設調査別，機能別などである．このほかにも，医療機能別に急性期病院，回復期リハビリテーション病院，療養型病院といった分類をすることもある．

B.　介護老人保健施設

　介護老人保健施設は，介護保険法（平成9年法律第123号）の規定による老人保健施設をいう（医療法第1条の6）．介護を必要とする高齢者の自立を支援し，家庭への復帰をめざすために，医師による医学的管理の下，看護・介護といったケアはもとより，作業療法士や理学療法士などによるリハビリテーション，また，栄養管理・食事・入浴などの日常サービスまで併せて提供する施設である．介護保険法の被保険者で要介護認定を受けた人のうち，病状が安定していて入院治療の必要がない要介護度1〜5の人で，リハビリテーションを必要とする人が利用できる．入所サービス以外に短期入所療養介護，通所リハビリテーションなどの居宅サービスを提供している場合もある．

　「介護老人保健施設の人員，施設及び設備並びに運営に関する基準」（平成11年3月31日厚生省令第40号）に，入所定員100以上の介護老人保健施設にあっては，特定給食施設でなくとも栄養士1名以上必置とされている．

C. 調剤を実施する薬局

調剤を実施する薬局は，2006（平成18年）の医療法改正により，医療提供施設と位置づけられた．薬局とは，「医薬品，医療機器等の品質，有効性及び安全性の確保等に関する法律」（昭和35年8月10日法律第145号　医薬品医療機器等法：旧薬事法が平成25年に改正・改題された）第2条第12項に規定され，「薬剤師が販売又は授与の目的で調剤の業務を行う場所（その開設者が医薬品の販売業を併せ行う場合には，その販売業に必要な場所を含む）をいう．ただし，病院若しくは診療所又は飼育動物診療施設の調剤所を除く」と規定されているところである．つまり，薬局は薬剤師が調剤の業務を行う場所と定義されるから，「調剤を実施しない薬局」というものはそもそも存在せず，「調剤を実施する薬局」というのは，「馬から落ちて落馬して…」のような冗長な重複表現ではある．なお，調剤を実施する薬局には法令上の管理栄養士・栄養士の必置義務はない．しかし，最近は栄養補助食品（サプリメント）の普及に伴いその販売業務などに付随して管理栄養士・栄養士が栄養の指導を行う薬局も増え，管理栄養士・栄養士の職域が拡大している．

D. 助産所

助産師が公衆または特定多数人のためその業務（病院または診療所において行うものを除く）を行う場所である．助産師の業務は助産または妊婦，褥婦（分娩の終了後，妊娠前の状態に戻るまでの間の女性）もしくは新生児の保健指導である．助産所は10人以上の入所施設を有してはならないとされており，法令上，管理栄養士・栄養士の配置は求められていないが，周産期の栄養の指導は助産業務においては大変重要なものであることから，管理栄養士・栄養士を置く助産所もある．

1.3 | 医療保険

医療提供施設の分類で，医療保険が使えるかどうかの分類があると説明したが，ここで医療保険に関して大まかに説明したい．日本では，「国民皆保険」が実現しており，高度な医療を享受でき，世界に誇る長寿国の礎となっている．むろん，先進医療保険，海外旅行保険など多くの私的医療保険があるが，ここでは公的医療保険を概説する（図1.4）．この保険制度が利用できるのが保険医療機関である．

A. 診療報酬

公的医療保険の基本的なしくみとなるのが診療報酬の点数である．診療に応じて点数（＝1点10円で換算される価格）が公定されている．たとえば，患者が外来を

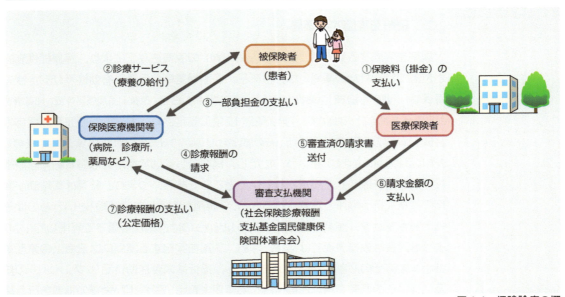

図 1.4　保険診療の概念図
［厚生労働省，我が国の医療保険について］

受診し，診察の結果，糖尿病が疑われ，糖負荷試験がされた場合，初診料282点（＝2,820円）＋検査料200点（＝2,000円）が病院の受け取る診療報酬となる．病院などの保険医療機関は，その患者が所属する企業の健康保険組合（以下，組合という）など保険者に診療報酬を請求することになるが，企業は医学的判断ができないので，審査専門の機関が判断する．患者は病院窓口では1〜3割の自己負担金の支払いがある．また，雇用されている企業の組合に対して，給料の額に応じて病院に行かない期間も保険料を毎月支払う（多くの場合，給料から保険だけでなく住民税など必要経費が差し引かれた額が手取りとなる）．

B.　栄養，食事にかかわる診療報酬

　診療報酬制度は厚生労働省の管轄で，保健，医療において必要不可欠な医療に対して設定されており，診療報酬の点数は2年ごとに改定される．栄養管理，食事療養，栄養食事指導の点数の高さは，栄養学の必要性，重要性の高さが反映されているといえる．糖尿病に対して栄養食事指導が必要であると医師が管理栄養士に指示し，具体的な献立によって栄養の指導を行った場合に，初回の栄養の指導を行った月にあっては月2回に限り，その他の月にあっては月1回に限り260点（＝2,600円）を病院は保険者に請求できる．また，急性期の入院医療を行う一般病棟において，栄養障害を生じるリスクの高い患者に対して，医師，看護師，薬剤師および管理栄養士などからなる栄養サポートチーム（nutrition support team：NST）を編成し，栄養状態改善の取組が行われた場合，週1回200点（＝2,000円）が請求できる（p.37参照）．

また，平成24年度診療報酬改定で，入院基本料に常勤の管理栄養士が1名以上配置と盛り込まれたが，経過措置がとられたのち，平成28年度診療報酬改定で，常勤の管理栄養士（有床診療所においては非常勤でも可）が1名以上配置されていることとして算定されている．

1.4　医療の担い手

医療法第2条に，医療関係者として，「医師，歯科医師，薬剤師，看護師その他の医療の担い手」という例示があり，名称明示の4職種は医療の担い手として中心的な職種であることがわかる．しかしながら，日進月歩で高度化する医療は，これらの中心的職種以外にもさまざまな専門性を持った者が多く参画しなければ成り立たない．医行為の主体者である医師，歯科医師をメディカルスタッフ，それ以外の医療従事者を，「医療を共に担う」という意味で「コメディカルスタッフ」ということがある（co-medicalは和製英語であり，英語圏ではparamedicalといわれる）．管理栄養士・栄養士もここに含まれることが多い（表1.1）．医療従事者のおもな職種として，医師，看護師，薬剤師，診療放射線技師，臨床検査技師，理学療法士・作業療法士，言語聴覚士，管理栄養士について述べる（図1.5）．

A.　医師

令和2年医師・歯科医師・薬剤師統計による令和2年12月31日現在の医師数は339,623人であり，うち医療施設の従事者が323,700人であった．令和2年

表1.1　おもな医療の担い手と診療補助行為
◎自己の判断で可，●医師の指示のもとで可，■医師または看護師の指示のもとで可，△自己の処方箋による調剤のみ可

	療養上の世話	医学的処置	医療機器の操作	採血	注射	放射線の照射	調剤	理学療法	作業療法	言語訓練	生理学的検査	栄養管理	食事療法	栄養食事指導
医師，歯科医師	◎	◎	◎	◎	◎	◎	△	◎	◎	◎	◎	◎	◎	◎
薬剤師							◎							
保健師	◎	●	●	●	●									
助産師	◎	●	●	●	●									
看護師	◎	●	●	●	●									
准看護師	■	●	●	●	●									
理学療法士								●						
作業療法士									●					
言語聴覚士										●				
臨床検査技師				●							●			
診療放射線技師						●								
管理栄養士												●	●	●

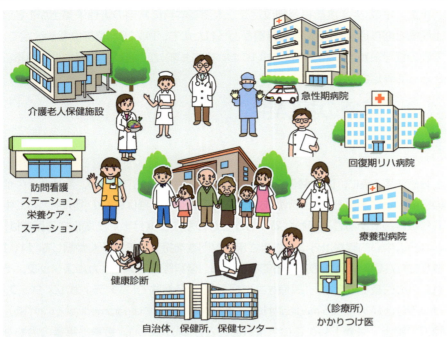

図 1.5　医療提供施設と医療関係者のイメージ

介護老人保健施設

訪問看護
ステーション
栄養ケア・
ステーション

健康診断

自治体，保健所，保健センター

急性期病院

回復期リハ病院

療養型病院

（診療所）
かかりつけ医

医療施設（静態・動態）調査・病院報告によれば，令和2年10月1日現在の全国の医師で，医療機関に勤務している常勤換算従事者数は，病院で243,064.0人，一般診療所で141,267.6人である．常勤換算値と総数および実際の従事者の間に差異があるのは，複数の機関で勤務する者（たとえば大学病院と一般病院を兼務するなど）が少なくないためと考えられる．

　医師は，医師法により医行為を業として行うことができる唯一の職種である．医師法第18条に「医師でなければ，医師又はこれに紛らわしい名称を用いてはならない」として名称独占を規定されている．他の医療従事者が医療において（医師・歯科医師の指示に基づく）診療の「補助」という位置付けで一定の行為が限定的に行える一方で，医師は他の医療の担い手の業務のほとんどすべてを行うことができる（ただし，薬剤師が業として行う調剤のうち，他の医師の処方箋に基づく調剤は行うことができない）．

　病院および診療所は，医師が医業を行う場所であることから，ここで他の医療従事者によって行われる診療補助行為はすべて医師の指示に基づくものである．病院，診療所において行われる業務が医業（医行為，医療行為）であって，それを行う者（行為の主体者）として「医師（歯科医師）が…」と明記されていることには，医療の実施主体と責任主体を明示する意味がある．医師以外の「医療の担い手」のすべての行為は，保健師助産師看護師法（保助看法）の行為の定義にあるように「医師の行う医行為の補助」という位置づけであることになる．同時に，当然ながら，こ

れらの施設で行われる業務のすべては医師に帰責される．わが国の医療行政は医療の行為者と責任者を医師に集中することにより，その質を担保しようとするつくりとなっている．すなわち，看護師や診療放射線技師の診療補助行為における過失によって医療事故が起きた場合にあっても，当該行為者の責任が完全に免責されるのではないが，指示をした医師の責任の有無が議論されることになる．

しかしながら，医療技術がますます高度化するにつれ，今や医師の個人的技量で医療を全うすることはすでにほぼ完全に不可能となってきており，以下に概説する医療の担い手やそれ以外の多くの担い手による多職種チームの調和のとれた活動によって複雑高度化する医療ニーズに応えることが求められている．その中で，医師はチームリーダー，ないしはオーガナイザーの役目を負い，治療の方針・方向性を定め，チームの実践の進捗管理をするなど，全体調整をする役割にとどまり，医療のユーザーへの個々の援助はそれぞれの専門職であるその他の医療従事者に委ねることが促進されていくのであろう．そういう潮流の中で管理栄養士・栄養士にも自らの専門性をさらに高める日々の努力ならびに他職種に対する理解，敬意，連携が求められている．

B. 看護職（看護師，准看護師，助産師，保健師）

医療の担い手の中で最も就業者数が多いのが看護職（看護師，准看護師，助産師，保健師）である．令和2年衛生行政報告例（就業医療関係者）の概況によれば，令和2年末現在の看護師の就業者は1,280,911人である（准看護師は284,589人）．

保助看法において，看護師は，厚生労働大臣の免許を受けて，傷病者もしくは褥婦に対する療養上の世話または診療の補助を行うことを業とする者をいう（第5

条）とされている．また，准看護師は，都道府県知事の免許を受けて，医師，歯科医師または看護師の指示を受けて看護の業務を行う（第6条）．看護すなわち療養上の世話と診療の補助は看護師，准看護師でなければ業として行ってはならない業務独占である（かつ名称独占でもある）．

看護の業務は，「療養上の世話」と「診療の補助」の大きく2つに分けられる．このうち，「療養上の世話」とは，患者の症状などの観察，環境整備，食事の世話，清拭および排泄の介助，生活指導などであり，これらは看護師の主体的な判断と技術をもって行う，看護師の本来的な業務「絶対的看護行為」である．一方，「診療の補助」は，採血，注射，医療機器の操作，軽易な創傷処置などのうち，身体に対する侵襲性が比較的低いことから，医師のみに限定された「絶対的医行為」にあたらないものとして，医師の指示に基づいて許容される「相対的医行為」である（第37条）．これらは同時に，看護師の主体的な判断によって行うものでないことから「相対的看護行為」といわれる．この「診療の補助」についての考え方は，病院，診療所においては，管理栄養士・栄養士を含む他の医療従事者の業務においても同様である．

保健師とは，厚生労働大臣の免許を受けて，保健師の名称を用いて，保健指導に従事することを業とする者（名称独占）である．助産師とは，厚生労働大臣の免許を受けて，助産または妊婦，褥婦もしくは新生児の保健指導を行うことを業とする女子（名称独占，業務独占）である．保健師と助産師はいずれも看護師の上位資格で，看護師の資格を持つ者に与えられる資格である．また，看護師，准看護師，保健師は男子も資格を取得することができ，男子の就業者も増えてきているが，助産師はその対象者の特性ゆえに男子に門戸が開かれていない．それでも，平成13年の保助看法の改正（議員立法）においては，看護職一般の名称を，女性を意味する「○○婦」から性別を意識しない「○○師」へと改めた．

日本看護協会では，看護職の専門性を高め，水準の高い看護の業務を効率よく提供するため，また，看護現場における看護の業務の広がりと質の向上を図るため，がん看護や精神看護など14領域に「専門看護師」を，感染管理や糖尿病看護や手術看護など21領域に「認定看護師」をそれぞれ一定の教育と審査を経て認定している．令和4年12月現在，認定看護師23,260人，専門看護師3,155人で，まだ極めて少ない．

C.　薬剤師

薬剤師法（昭和35年8月10日法律第146号）は，その第1条に，「薬剤師は，調剤，医薬品の供給その他薬事衛生をつかさどることによつて，公衆衛生の向上及び増進に寄与し，もつて国民の健康な生活を確保するもの」とその任務を規定している．また，薬剤師となろうとする者は厚生労働大臣の免許を受けなければならず，

「薬剤師でない者は，販売又は授与の目的で調剤してはならない」（第19条前段）と，販売または授与の目的で行う調剤の業務独占を定め，さらに，その第20条で名称独占を定める．

　病院・診療所における薬剤師の役割は，今や調剤のみにとどまらない．平成24年度の診療報酬改定以降，病棟薬剤業務実施加算が行われるようになり，病棟専任薬剤師が病院の薬局調剤室を出て病棟の患者のもとに赴き，薬剤の専門職として直接ケアに携わることも増えてきた．また，前述のNSTのほか，緩和ケアチーム，精神科リエゾンチーム，がん患者指導管理，外来化学療法など，薬剤師もチーム医療（第12章で詳述する）の中で一定の役割を果たすことが求められるようになってきている．

　令和2年度医師歯科医師薬剤師調査によれば，令和2年12月31日現在，薬剤師法第9条により届け出た薬剤師数は321,982人であり，うち病院に勤務する者55,948人，診療所に勤務する者5,655人であった．薬剤師は販売業に従事する者が比較的多く，医療機関の従事者の割合は比較的低い．

D.　臨床検査技師

　厚生労働大臣の免許を受けて，臨床検査技師の名称を用いて，医師または歯科医師の指示の下に，微生物学的検査，血清学的検査，血液学的検査，病理学的検査，寄生虫学的検査，生化学的検査および厚生労働省令で定める生理学的検査を行うことを業とする者をいう（臨床検査技師等に関する法律，昭和33年4月23日法律第76号，第2条）．第20条に名称独占を規定する（業務独占ではない）．また，「診療の補助」として採血および検体採取（医師または歯科医師の具体的な指示を受けて行うものに限る）ならびに生理学的検査を行うことができる．なお，生理学的検査のうち，MRI（磁気共鳴画像検査）と，超音波検査は，診療放射線技師も，また眼底写真検査（無散瞳）は視能訓練士および診療放射線技師もこれを業とすることができる．

　令和2年医療施設（静態・動態）調査・病院報告によれば，令和2年10月1日現在，全国の臨床検査技師で，医療機関に勤務している常勤換算従事者数は，病院で55,169.8人，一般診療所で12,582.2人である．

　臨床検査技師国家試験の合格者数の累計は平成26年で18万人余りであるが，医療機関ではない臨床検査所の従事者なども少なくないことから，医療機関における従事者の割合は相対的に少ない．

E.　理学療法士（PT），作業療法士（OT）

PT：physical therapist
OT：occupational therapist

　「理学療法士及び作業療法士法」（昭和40年6月29日法律第137号）によれば，理学療法とは，「身体に障害のある者に対し，主としてその基本的動作能力の回復を図るため，治療体操その他の運動を行なわせ，及び電気刺激，マッサージ，温熱そ

の他の物理的手段を加えること」である．また，作業療法とは，「身体又は精神に障害のある者に対し，主としてその応用的動作能力又は社会的適応能力の回復を図るため，手芸，工作その他の作業を行なわせること」をいう（第2条第1項および第2項）．

　理学療法士とは，厚生労働大臣の免許を受けて，理学療法士の名称を用いて，医師の指示の下に，理学療法を行うことを業とする者をいい，作業療法士とは，厚生労働大臣の免許を受けて，作業療法士の名称を用いて，医師の指示の下に，作業療法を行うことを業とする者をいう（第2条第3項および第4項．いずれも名称独占）．

　理学療法士・作業療法士の業務は，法的には「診療の補助」という位置付けになるが，理学療法・作業療法は，リハビリテーション科，整形外科，脳神経外科，神経内科，精神科の臨床においては時に治療の中心をなすほどに極めて重要な位置を占める．

　令和2年医療施設（静態・動態）調査・病院報告によれば，令和2年10月1日現在，全国の理学療法士で，医療機関に勤務している常勤換算従事者数は，病院で84,459.3人，一般診療所で16,505.2人，全国の作業療法士で，医療機関に勤務している常勤換算従事者数は，病院で47,853.9人，一般診療所で3,210.8人である．

F.　言語聴覚士（ST）

ST：speech-lan-guage-hearing therapist

　言語聴覚士は，厚生労働大臣の免許を受けて，言語聴覚士の名称を用いて，音声機能，言語機能または聴覚に障害のある者についてその機能の維持向上を図るため，言語訓練その他の訓練，これに必要な検査および助言，指導その他の援助を行うことを業とする者をいう（名称独占）（言語聴覚士法，平成9年12月19日法律第132号，第2条）．

　言語聴覚士は，「診療の補助」として，医師または歯科医師の指示の下に，嚥下訓練，人工内耳の調整その他厚生労働省令で定める行為を行うことを業とすることができる．聞こえと音声・言語機能，および，咀嚼・嚥下・摂食機能に関するリハビリテーションを行う，比較的新しい職種である．口腔機能に関する訓練や指導を行うことから，管理栄養士・栄養士とも関連の深い職種である．

　令和2年医療施設（静態・動態）調査・病院報告によれば，令和2年10月1日現在，全国の言語聴覚士で，医療機関に勤務している常勤換算従事者数は，病院で16,799.0人，一般診療所で1,106.4人である．

G.　管理栄養士

　管理栄養士は国家資格，栄養士は都道府県の免許資格である（表1.2）．他の医療職と異なるのは，就業先が医療機関だけではないことである（図1.6）．そのため，

表1.2　栄養士法（昭和22年法律第245号）（抄）

第1条　この法律で栄養士とは，都道府県知事の免許を受けて，栄養士の名称を用いて栄養の指導に従事することを業とする者をいう．
2　この法律で管理栄養士とは，厚生労働大臣の免許を受けて，管理栄養士の名称を用いて，傷病者に対する療養のため必要な栄養の指導，個人の身体の状況，栄養状態等に応じた高度の専門的知識及び技術を要する健康の保持増進のための栄養の指導並びに特定多数人に対して継続的に食事を供給する施設における利用者の身体の状況，栄養状態，利用の状況等に応じた特別の配慮を必要とする給食管理及びこれらの施設に対する栄養改善上必要な指導等を行うことを業とする者をいう．

図1.6　管理栄養士・栄養士の職域の例とイメージ

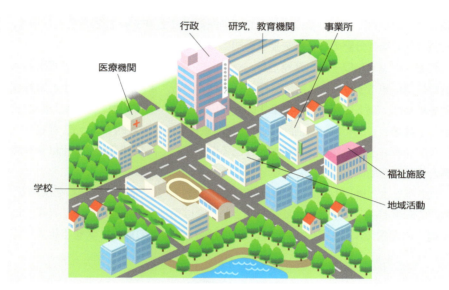

たびたび衛生職として分類される．令和2年10月1日現在，全国の管理栄養士・栄養士で医療機関に勤務している常勤換算従事者は，病院で管理栄養士22,475.5人，栄養士は4,444.8人である．

　なお，医療法施行規則第19条では，病床数100以上の病院にあっては，栄養士1名（配置）を必置としている．また，健康増進法施行規則第7条には，特別の栄養管理が必要な給食施設（特定給食施設）の指定がある．医学的な管理を必要とする者に食事を供給する特定給食施設で，継続的に1回300食以上または1日750食以上の食事を供給するところには管理栄養士の必置規定がある．

1.5 医療と福祉の連携を担う職種

A. 医療ソーシャルワーカー（MSW）

MSW：Medical Social Worker

　医療ソーシャルワーカーの仕事は，従来，医療社会事業，あるいは医療福祉相談などといわれていた．社会福祉士や精神保健福祉士（PSW）が担うことが多く，医療機関で福祉分野の各調整を担う専門職である（図1.7）.

PSW：Psychiatric Social Worker

　医療ソーシャルワーカー業務指針（2002年改定版）では，病院において管理者の監督の下に表1.3のような業務を行うとされている．また，社会福祉士と精神保健福祉士は，以下に記述する法令上の定義のように，業務の中心は「相談援助」であって共通している．社会福祉士のほうが対象者はより一般的であって，福祉サービス関係者などとの連絡調整に軸足があるのに比して，精神保健福祉士は精神障害者の直接援助により特化している．

　社会福祉士とは，社会福祉士登録簿の登録を受け，社会福祉士の名称を用いて，専門的知識および技術をもって，身体上もしくは精神上の障害があることまたは環境上の理由により日常生活を営むのに支障がある者の福祉に関する相談に応

図1.7　医療ソーシャルワーカーが扱う相談の例

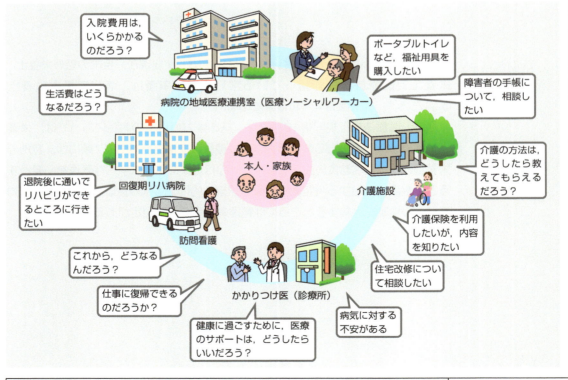

(1) 療養中の心理的・社会的問題の解決，調整援助	入院，入院外を問わず，生活と傷病の状況から生ずる心理的・社会的問題の予防や早期の対応を行うため，社会福祉の専門的知識および技術に基づき，これらの諸問題を予測し，患者やその家族からの相談に応じ，次のような解決，調整に必要な援助を行う	①受診や入院，在宅医療に伴う不安などの問題の解決を援助し，心理的に支援すること
		②患者が安心して療養できるよう，多様な社会資源の活用を念頭に置いて，療養中の家事，育児，教育就労などの問題の解決を援助すること
		③高齢者などの在宅療養環境を整備するため，在宅ケア諸サービス，介護保険給付などについての情報を整備し，関係機関，関係職種などとの連携の下に患者の生活と傷病の状況に応じたサービスの活用を援助すること
		④傷病や療養に伴って生じる家族関係の葛藤や家族内の暴力に対応し，その緩和を図るなど家族関係の調整を援助すること
		⑤患者同士や職員との人間関係の調整を援助すること
		⑥学校，職場，近隣など地域での人間関係の調整を援助すること
		⑦がん，エイズ，難病など傷病の受容が困難な場合に，その問題の解決を援助すること
		⑧患者の死による家族の精神的苦痛の軽減・克服，生活の再設計を援助すること
		⑨療養中の患者や家族の心理的・社会的問題の解決援助のために患者，家族会などを育成，支援すること
(2) 退院援助	生活と傷病や障害の状況から退院・退所に伴い生ずる心理的・社会的問題の予防や早期の対応を行うため，社会福祉の専門的知識および技術に基づき，これらの諸問題を予測し，退院・退所後の選択肢を説明し，相談に応じ，次のような解決，調整に必要な援助を行う	①地域における在宅ケア諸サービスなどについての情報を整備し，関係機関，関係職種などとの連携の下に，退院・退所する患者の生活および療養の場の確保について話し合いを行うとともに，傷病や障害の状況に応じたサービスの利用の方向性を検討し，これに基づいた援助を行うこと
		②介護保険制度の利用が予想される場合，制度の説明を行い，その利用の支援を行うこと。また，この場合，介護支援専門員などと連携を図り，患者，家族の了解を得た上で入院中に訪問調査を依頼するなど，退院準備について関係者に相談・協議すること
		③退院・退所後においても引き続き必要な医療を受け，地域の中で生活をすることができるよう，患者の多様なニーズを把握し，転院のための医療機関，退院後の介護保険施設，社会福祉施設など利用可能な地域の社会資源の選定を援助すること。なお，その際には，患者の傷病・障害の状況に十分留意すること
		④転院，在宅医療などに伴う患者，家族の不安などの問題の解決を援助すること
		⑤住居の確保，傷病や障害に適した改修など住居問題の解決を援助すること
(3) 社会復帰援助	退院・退所後において，社会復帰が円滑に進むように，社会福祉の専門的知識および技術に基づき，次のような援助を行う	①患者の職場や学校と調整を行い，復職，復学を援助すること
		②関係機関，関係職種との連携や訪問活動などにより，社会復帰が円滑に進むように転院，退院・退所後の心理的・社会的問題の解決を援助すること
(4) 受診・受療援助	入院，入院外を問わず，患者やその家族などに対する次のような受診，受療の援助を行う	①生活と傷病の状況に適切に対応した医療の受け方，病院・診療所の機能などの情報提供などを行うこと
		②診断，治療を拒否するなど医師などの医療上の指導を受け入れない場合に，その理由となっている心理的・社会的問題について情報を収集し，問題の解決を援助すること

表 1.3　医療ソーシャルワーカーの業務の範囲
[医療ソーシャルワーカー業務指針，厚生労働省（2002）]

じ，助言，指導，福祉サービスを提供する者，または医師その他の保健医療サービスを提供する者その他の関係者（「福祉サービス関係者等」）との連絡および調整その他の援助を行うこと（「相談援助」）を業とする者（社会福祉士及び介護福祉士法第2条）（名称独占）である．

　精神保健福祉士とは，精神保健福祉士登録簿の登録を受け，精神保健福祉士の

		③診断，治療内容に関する不安がある場合に，患者，家族の心理的・社会的状況を踏まえて，その理解を援助すること
		④心理的・社会的原因で症状の出る患者について情報を収集し，医師などへ提供するとともに，人間関係の調整，社会資源の活用などによる問題の解決を援助すること
		⑤入退院・入退所の判定に関する委員会が設けられている場合には，これに参加し，経済的，心理的・社会的観点から必要な情報の提供を行うこと
		⑥その他診療に参考となる情報を収集し，医師，看護師などへ提供すること
		⑦通所リハビリテーションなどの支援，集団療法のためのアルコール依存症者の会などの育成，支援を行うこと
(5) 経済的問題の解決，調整援助	入院，入院外を問わず，患者が医療費，生活費に困っている場合に，社会福祉，社会保険などの機関と連携を図りながら，福祉，保険等関係諸制度を活用できるように援助する	
(6) 地域活動	患者のニーズに合致したサービスが地域において提供されるよう，関係機関，関係職種などと連携し，地域の保健医療福祉システムづくりに次のような参画を行う	①他の保健医療機関，保健所，市町村などと連携して地域の患者会，家族会などを育成，支援すること
		②他の保健医療機関，福祉関係機関などと連携し，保健・医療・福祉に係る地域のボランティアを育成，支援すること
		③地域ケア会議などを通じて保健医療の場から患者の在宅ケアを支援し，地域ケアシステムづくりへ参画するなど，地域におけるネットワークづくりに貢献すること
		④関係機関，関係職種などと連携し，高齢者，精神障害者などの在宅ケアや社会復帰について地域の理解を求め，普及を進めること

表 1.3 医療ソーシャルワーカーの業務の範囲（続き）
［医療ソーシャルワーカー業務指針，厚生労働省（2002）］

名称を用いて，精神障害者の保健および福祉に関する専門的知識および技術をもって，精神科病院その他の医療施設において精神障害の医療を受け，または精神障害者の社会復帰の促進を図ることを目的とする施設を利用している者の地域相談支援(中略)の利用に関する相談その他の社会復帰に関する相談に応じ，助言，指導，日常生活への適応のために必要な訓練その他の援助を行うこと(「相談援助」)を業とする者をいう(精神保健福祉士法第2条)(名称独占)．

　いずれも名称独占資格ではあるが，医療がさまざまな福祉制度との密接な関係の中で展開され，関係機関との調整はすでにかなり複雑多岐にわたるものになっている．到底医師や看護師らの手に負えるものではない．これらソーシャルワーク専門職は，診療報酬上の必要性，病院機能評価機構が実施する評価項目や法令上の規定から病院や行政機関にはほとんど必置に近い．

　令和5年5月末現在の社会福祉士の登録数は全国で286,511人，精神保健福祉士の登録数は全国で103,678人である．

　令和2年医療施設(静態・動態)調査・病院報告によれば，令和2年10月1日現在，全国の社会福祉士で，病院に勤務している常勤換算従事者数は，14,643.4人，全国の精神保健福祉士で，病院に勤務している常勤換算従事者数は，9,374.2人である．

　登録数と医療機関への従事者数にひと桁余りの差があるのは，これら職種が福祉施設や行政機関の従事者が多いことによる．

2. 医行為の変遷と 診療の補助

医行為（医療行為）や医業については，0章で定義しているが，このほかに旧医師法施行前まで使われていた用語に，医術（医に関する技術）がある．ここでは医術の概念を歴史的に辿り，現在の医行為までを概観する．また，医行為には，医師のみが行える絶対的医行為と，医師以外の者でも行える相対的医行為がある．相対的医行為には，有資格者である医療従事者が行うことが望ましいものと，資格のない者でも行えるものに分けることができる．

これまで相対的医行為が明確にされていなかったことから，急速に増加した介護施設などで職員がどこまで対応してよいのかなどの課題が生じてきた．

たとえば，医師法に規定される医業は，反復継続する意思をもって，不特定の人に対して行う行為とされており，自分自身や家族は不特定の人にあたらないため，これらに対してのインスリン注射などの行為は，反復継続しても医業にはあたらない．しかし，看護師は不特定の人を相手にするため医師の指示がないと行えない．ただし，保健師助産師看護師法では，臨時応急の手当としての行為は許されている．これまで介護職員は医師や看護師の指示があっても，法律上は医行為を行うことはできなかった．しかし，2012（平成24）年4月から，一定の研修を受けた介護職員などによる，たんの吸引や経管栄養が，医療や看護との連携による安全確保が図られているなど一定の条件の下で行えるようになっている．また，医療における管理栄養士の役割が年々大きなウエイトを占めるようになっている．

2.1 医術の歴史

A. 古代の医術

病気の苦しみから逃れ，死の恐怖を避けるため，人間は時代と地域の文化と文明の先端を利用して医術（医療）を行ってきた．

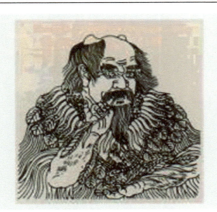

図2.1　古代中国の神農

a.　古代中国の神農

　紀元前5000年ころの古代中国には，神農（図2.1）という神が，農耕と医術の知識を人々に広めたと伝承されている．神農はあらゆる植物を吟味して毒草と薬草を見分け，人々に伝えたという．神農の体は頭部と四肢以外は透明で，毒草をなめると内臓が黒くなって毒が影響を与える部位を見極めることができ，木材で農器具を作成し，安全な植物の栽培，すなわち農耕を広めたといわれている．世界で最も古い医術の記載といえる．

b.　エジプト医術の神

　エジプトでは，最初の階段式ピラミッドをデザインしたインホテプ（Imhotep，紀元前2690〜2610年ころ）が宰相・建築家や医師としても優れ，死後「知恵，医術と魔法の神」と神格化されている．

c.　インドの医典アーユルヴェーダ

　インドでは，紀元前1500年ころに書かれた医典アーユルヴェーダに，さまざまな薬草による病気の予防や治療が記述されており，世界最古の医学書ともいわれ，古代ギリシャ・中国の医学にも影響を与えた．

d.　ギリシャ神話のへびつかい座

　ギリシャ神話では，アポロの息子アウスクレピウスが，医術に優れ，死者をも蘇らせたとされているが，生老病死の秩序を乱すとしてゼウスにより殺され，天上のへびつかい座となった．蛇杖は医神のシンボルとして，世界保健機関（World Health Organization: WHO）や日本医師会のロゴマークとなっている（図2.2）．

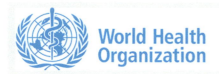
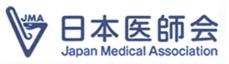

図2.2　WHOと日本医師会のロゴマーク

図2.3　薬師如来（イメージ）

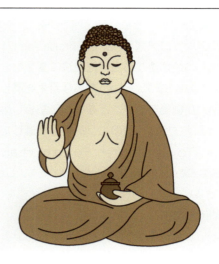

e.　古代ギリシャのヒポクラテス

　古代ギリシャのヒポクラテス（Hippocrates，前460〜375年ころ）は，患者の病状を客観的に観察し，経験を重んじて治療することで，医術を科学のレベルに高め，医術を医学へと脱皮させた．ヒポクラテスは，病気を回復するためには，適切な食事，新鮮な空気，十分な睡眠，運動と休養が必要であるとし，薬物も使用した．

f.　日本の古事記と薬師如来

　わが国においては，「古事記」にあらわれる出雲の国の大国主命（おおくにぬしのみこと）が国造りの神，医療神，農業神として信仰される．大国主命は，因幡（いなば）の白兎（しろうさぎ）の傷を，蒲（がま）の穂の花粉「ホオウ（蒲黄）」によって治療したとあり，日本における薬の最初の史籍とする見方もある．現代中国に外傷や火傷に用いる外用薬に，ヒメガマ（ガマ科）の成熟花粉を乾燥させて粉末状にした漢方薬が存在する．

　奈良時代に仏教が伝来し，医術を行う者は薬師（くすし）といわれ，薬師如来への祈願が行われた．薬師如来は左手に薬壺を持ち，衆生（しゅじょう）の疾病を治癒して寿命を延ばし，災禍を消去し，衣食などを満足させると誓い，仏となった如来である（図2.3）．法隆寺金堂，唐招提寺金堂，薬師寺金堂，比叡山延暦寺，神護寺，東寺，仁和寺のような国家護持の祈りを担う密教寺院や，地方のほとんどの国分寺は薬師如来を本尊としている．日本の伝統医学は仏典や漢方医書により古代インドや中国の影響を受けてきた．

B.　近世の医療

　近世までは，医行為はケア（対症療法，介護）が主で，キュア（治療）は難しかった．医学の歴史の中で，完全治癒に近い治療は，患部を切除したり化膿病巣を切開して排膿する外科療法だけであった．

a. フランスの血管結束法

　フランスの外科医，アンブロアズ・パレ（Ambroise Pare，1510 ～ 1590年）は銃・弾丸創の止血をそれまでの焼灼法から血管結束法に変えた．同時に「私は包帯し，神がこれを癒し給う」（阿知波五郎訳）という有名な言葉を遺している．人間に神から与えられた自然治癒力が創傷を癒すことを医師に知らしめ，外科医が驕ることのないように戒めている．さらに，次のような格言も遺したとされている．

　To cure sometimes, To relieve often, To comfort always.

　　（訳：時に癒すが，痛みなどを和らげることはしばしばできる．しかし，病む人に慰めを与えることはいつでもできる）

b. 日本における西洋医学の導入

　江戸時代に，蘭学として西洋医学が導入された．ベルリン大学の名医フーヘランド（C. W. Hufeland，1762 ～ 1836年）の医学書は，嘉永2（1849）年，杉田成卿により医の倫理の項が「医戒」として翻訳・刊行された．医療行為の根本は，己のためでなく，世のため人のためであり，医の目的は，他人の生命と健康を助けることのみとしている．医療については，緒方洪庵により，安政4（1857）年，『扶氏経験遺訓』として全30巻が刊行されている．

C.　近代の医療

　イギリスの医師ジェンナー（Edward Jenner，1749 ～ 1823年）の種痘は，予防接種による感染症予防の画期的な事例である．この結果，人類は天然痘の撲滅に成功した．

　1927年，同じくイギリスのフレミング（Sir Alexander Fleming，1881 ～ 1955年）により抗生物質ペニシリンが発見され，肺炎球菌性肺炎の治療に威力を発揮した．その後，抗菌作用のほか抗がん作用のある抗生物質なども見出され，内科的治療は飛躍的な進歩を遂げた．

D.　現代の医療

a. 先進医療

　先進医療として，がん放射線，重粒子線，陽子線療法，がん化学療法，脳死判定と臓器移植，骨髄移植，臍帯血移植，緩和ケア（ホスピス），生殖医療（体外受精，人工授精），消化管内視鏡検査と治療（ポリープ摘出），腹腔鏡胆のう摘出術，尿路結石の体外衝撃波砕石治療などが挙げられる．先進医療は，年月が経つと一般医療として定着する．

b. 先制医療

　病気の発症を，遺伝子診断や疾病マーカーなどを用いて，あらかじめ高い精度で予測し，あるいは正確な発症前診断を行うことで，病態・病因の発生や進行の

メカニズムに合わせて対処し，発症を防止したり遅らせる医療を「先制医療」という．これは医療のパラダイムシフトといえる．遺伝性の高い乳がんの家族歴を持つ人が乳房摘出術を受けることや，くも膜下出血予防のための脳動脈瘤摘出術などがその例である．従来の予防医学が集団を対象としていたのに対し，先制医療は個人を対象としている．

c.　遠隔医療

医師と患者が距離を隔てたところでインターネットなどの通信技術を用いて診療を行う行為を遠隔医療という．「遠隔診断」と「遠隔診察」に分けられる．導入にあたっては，診断に不可欠な医療データ，端末や機器，そして薬品などを揃え，読影などが可能な医師を確保することが正確な診療を行うために必要不可欠である．離島，僻地など，場所に限らず等しく診療を受けることができれば，遠距離移動を行う無駄が省ける．また，医者がその場にいなくても僻地の診療が行えるため，医師不足解消の方策としても期待される．

d.　現代医療の限界

現代医学をもってしても，動脈硬化，本態性高血圧，糖尿病，慢性肝炎，慢性腎臓病，閉塞性肺疾患などは治癒させることができず，疾病の進行を遅らせ，合併症の発症を予防するまでである．その治療の過程に，食事と栄養は大きな影響を与える．

e.　現代医療における管理栄養士の役割

これまで，栄養士は患者に食事を提供する役割を担っていたが，2002（平成14）年の栄養士法の改正により，管理栄養士は，医師の指示のもとに，栄養評価に基づく栄養の診断と栄養管理計画の立案と栄養治療の実施など，医療の一翼を担う医療職と位置付けられるようになった．

2.2　現在の日本における医行為（医療行為）と医行為にあたらない範囲

医業を医師以外の者が行った場合，医師法違反として，違反者に3年以下の懲役もしくは100万円以下の罰金が科せられる．医療や介護・福祉の現場で医行為の範囲についてあいまいとの指摘があった．2005（平成17）年に厚生労働省から出された「医師法第17条，歯科医師法第17条及び保健師助産師看護師法第31条の解釈について（通知）」により，医業が何であるか，医行為にあたらないものが何であるかが示された．これは，医師，看護師などの免許をもたない者が行うことが，適切か否か判断する際の参考とするために，医療機関以外の高齢者介護・障害者介護の現場などで，医行為かどうか判断に疑義が生じることの多い行為のうち，原則として医行為ではないと考えられるものである（表2.1）．具体的には，

1	水銀体温計・電子体温計により腋下で体温を計測すること，および耳式電子体温計により外耳道で体温を測定すること
2	自動血圧測定器により血圧を測定すること
3	新生児以外の者であって入院治療の必要がないものに対して，動脈血酸素飽和度を測定するため，パルスオキシメータを装着すること
4	軽微な切り傷，擦り傷，やけどなどについて，専門的な判断や技術を必要としない処置をすること（汚物で汚れたガーゼの交換を含む）
5	患者の状態が以下の3条件を満たしていることを医師，歯科医師または看護職員が確認し，これらの免許を有しない者による医薬品の使用の介助ができることを本人または家族に伝えている場合に，事前の本人または家族の具体的な依頼に基づき，医師の処方を受け，あらかじめ薬袋などにより患者ごとに区分し授与された医薬品について，医師または歯科医師の処方および薬剤師の服薬指導の上，看護職員の保健指導・助言を遵守した医薬品の使用を介助すること．具体的には，皮膚への軟膏の塗布（褥瘡の処置を除く），皮膚への湿布の貼付，点眼薬の点眼，一包化された内用薬の内服（舌下錠の使用も含む），肛門からの坐薬挿入または鼻腔粘膜への薬剤噴霧を介助すること ①患者が入院・入所して治療する必要がなく容態が安定していること ②副作用の危険性や投薬量の調整などのため，医師または看護職員による連続的な容態の経過観察が必要である場合ではないこと ③内用薬については誤嚥の可能性，坐薬については肛門からの出血の可能性など，当該医薬品の使用の方法そのものについて専門的な配慮が必要な場合ではないこと

以下に掲げる行為も，原則として，医師法第17条，歯科医師法第17条及び保健師助産師看護師法第31条の規制の対象とする必要がないものであると考えられる

①爪そのものに異常がなく，爪の周囲の皮膚にも化膿や炎症がなく，かつ，糖尿病などの疾患に伴う専門的な管理が必要でない場合に，その爪を爪切りで切ることおよび爪ヤスリでやすりがけすること

②重度の歯周病などがない場合の日常的な口腔内の刷掃・清拭において，歯ブラシや綿棒または巻き綿子などを用いて，歯，口腔粘膜，舌に付着している汚れを取り除き，清潔にすること

③耳垢を除去すること（耳垢塞栓の除去を除く）

④ストマ装具*1のパウチにたまった排泄物を捨てること（肌に接着したパウチの取り替えを除く）

⑤自己導尿を補助するため，カテーテルの準備，体位の保持などを行うこと

⑥市販のディスポーザブルグリセリン浣腸器*2を用いて浣腸すること

* 1　腹部に作られたストマから排泄される尿または便を貯留するための皮膚保護剤のついた板面とパウチの袋装具
* 2　挿入部の長さが5～6cm程度以内，グリセリン濃度50%，成人用の場合で40g程度以下，6～12歳未満の小児用の場合で20g程度以下，1～6歳未満の幼児用の場合で10g程度以下の容量のもの

表2.1　医療機関以外の高齢者介護・障害者介護の現場などにおいて原則として医行為ではないと考えられるもの
［医師法第17条，歯科医師法第17条及び保健師助産師看護師法第31条の解釈について（通知），厚生労働省（2005）］

腋窩・外耳道体温測定，自動血圧測定，パルスオキシメータ装着，軽微な傷のガーゼ交換，軟膏塗布，湿布貼付，点眼，鼻腔噴霧，一包薬・舌下錠の内服，坐薬挿入，爪の手入れ，口腔清掃，耳垢除去，ストマ排泄物の処理，自己導尿補助，市販薬浣腸などである．

A.　介護職員などによるたんの吸引と経管栄養

2012（平成24）年4月から，介護職員などによるたんの吸引・経管栄養についての制度「喀痰吸引等制度」が始まっている（図2.4）．これは介護職員などがたんの吸引を実施することができるようにするために，「社会福祉士及び介護福祉士

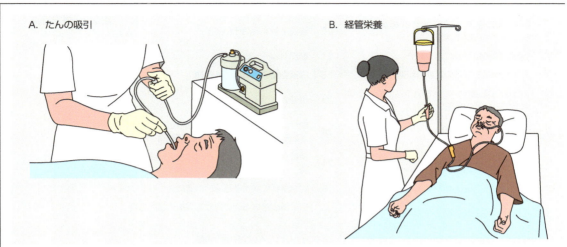

A. たんの吸引　　　　　　　　　　　　　B. 経管栄養

図 2.4　たんの吸引と
経管栄養

法」を一部改正したものである．介護福祉士や一定の研修を受けた介護職員など
において，医療や看護との連携による安全確保が図られていることなどの一定の
条件の下でたんの吸引等の行為を実施できる．なお，たんの吸引とは，口腔内，
鼻腔内，気管カニューレ内部の喀痰吸引であり，経管栄養とは，胃ろうまたは腸
ろう，経鼻経管栄養のことである．

　介護福祉士がその業務として喀痰吸引等を行うことが可能となったことを受け
て，介護福祉士養成施設の養成課程（カリキュラム）においても，医療的ケア（喀痰吸
引等）に関する教育を行うことが必要となった．

B.　看護師の「特定行為」

　2015（平成27）年10月から「特定行為に係る看護師の研修制度」が施行されて
いる．看護師の業務は「診療の補助」と「療養上の世話」に大別され，診療の補助に
関しては医師の「具体的」な指示を受けて実施するものである．しかし，これから
増える高齢者と在宅医療の現場では，医師がすべての行為の指示を行うことは困
難であることから，研修を修了した看護師が「手順書」に基づいて自分の判断で実
施できることを増やしたものが「特定行為」である（表2.2）．

　38種のすべての特定行為は，医師の「包括的」な指示のもと，手順書に基づい
て実施する．手順書には，①特定行為の対象となる患者とその病状の範囲，②特
定行為の内容，③指導医への報告・連絡の方法などが定められている．ただし，
研修を受けていない場合でも，医師の「具体的」な指示があれば，看護師が特定行
為を実施することは妨げられていない．

表 2.2　特定行為

1	経口用気管チューブまたは経鼻用気管チューブの位置の調整	20	創傷に対する陰圧閉鎖療法
2	侵襲的陽圧換気の設定の変更	21	創部ドレーンの抜去
3	非侵襲的陽圧換気の設定の変更	22	直接動脈穿刺法による採血
4	人工呼吸管理がなされている者に対する鎮静薬の投与量の調整	23	橈骨動脈ラインの確保
5	人工呼吸器からの離脱	24	急性血液浄化療法における血液透析器または血液透析濾過器の操作および管理
6	気管カニューレの交換	25	持続点滴中の高カロリー輸液の投与量の調整
7	一時的ペースメーカの操作および管理	26	脱水症状に対する輸液による補正
8	一時的ペースメーカリードの抜去	27	感染徴候がある者に対する薬剤の臨時の投与
9	経皮的心肺補助装置の操作および管理	28	インスリンの投与量の調整
10	大動脈内バルーンパンピングからの離脱を行うときの補助の頻度の調整	29	硬膜外カテーテルによる鎮痛剤の投与および投与量の調整
11	心嚢ドレーンの抜去	30	持続点滴中のカテコラミンの投与量の調整
12	低圧胸腔内持続吸引器の吸引圧の設定およびその変更	31	持続点滴中のナトリウム，カリウムまたはクロールの投与量の調整
13	胸腔ドレーンの抜去	32	持続点滴中の降圧剤の投与量の調整
14	腹腔ドレーンの抜去（腹腔内に留置された穿刺針の抜針を含む）	33	持続点滴中の糖質輸液または電解質輸液の投与量の調整
15	胃ろうカテーテルもしくは腸ろうカテーテルまたは胃ろうボタンの交換	34	持続点滴中の利尿剤の投与量の調整
16	膀胱ろうカテーテルの交換	35	抗けいれん剤の臨時の投与
17	中心静脈カテーテルの抜去	36	抗精神病薬の臨時の投与
18	末梢留置型中心静脈注射用カテーテルの挿入	37	抗不安薬の臨時の投与
19	褥瘡または慢性創傷の治療における血流のない壊死組織の除去	38	抗がん剤その他の薬剤が血管外に漏出したときのステロイド薬の局所注射および投与量の調整

認定看護師：日本看護協会の認定資格．協会指定の教育機関での講習と5年以上の実務経験（うち3年以上の認定分野での看護経験を含む）が必要．

専門看護師：日本看護協会の認定資格．日本看護系大学協議会指定の大学院で博士課程を修了し，5年以上の実務経験（うち3年以上の専門分野での看護経験を含む）が必要．

診療看護師

医療行為を看護師にも役割分担させる制度である．診療看護師は，特定看護師ともいわれ，医師の指示のもとで診療や検査・処置などの特定行為を行う大学院での専門教育を受けた看護師をいう．米国では，ナースプラクショナー（nurse practitioner：NP）といわれ，50年以上前からこの制度が広く導入されている．日本でもこのNPをモデルに2010年から日本NP教育大学院協議会が認定する診療看護師が活動を始めている．診療看護師になるには，5年以上の実務経験と，NPコース設置の大学院での博士課程修了が必要となる．診療看護師のほかに，日本看護協会が認定する認定看護師や専門看護師といった資格もある．

C. 日本における保険診療からみた医行為

健康保険では，基本診療として，初診・再診料と入院料とがあり，後者には基本料，基本料加算，特定入院料（救命・救急，認知症ケア，緩和ケア，集中治療，回復期リハビリテーション入院，脳卒中ケア，精神科入院などに細分）が含まれる．

また特掲診療として，医学管理，在宅医療，検査，画像診断，投薬，注射，リハビリテーション，精神科専門療法，処置，手術，麻酔，放射線治療，病理診断の13の診療報酬点数部門がある．それぞれの特掲診療の内容を医行為の視点でみてみよう．

(1) 医学管理　医療行為は診察，診断，治療の過程をとる（図2.5）．診察は，言葉による問診のほかに，視覚，聴覚，触覚，嗅覚などの五感を駆使して行う．身体診察は，聴診，視診，打診，触診をして客観的に観察する．聴診器や額帯鏡，ファイバースコープなどの器具を使うこともある．

次に，検査の結果などもふまえて診断を下す．単に病名を告げるのではなく，病気が身体面，精神面，社会面も含めて，どのような影響をおよぼすのか，患者の理解度に応じて，最もわかりやすい方法で言葉によって説明する．そして，予後の予測をするとともに，それに基づく治療（キュア）ならびにケアを行う計画を立てて，患者に説明する．治療計画を患者にわかりやすく説明し，同意を得ることをインフォームド・コンセントという．

(2) 在宅医療　医療機関に行くことができない患者の要請に応じて，患者の家に出向いて診察することを往診，定期的に診察することを訪問診療という．訪問看護，訪問リハビリテーションなどの診療と指導に加えて，在宅療養指導として，自己注射，腹膜透析，人工呼吸器指導管理，経管栄養法指導管理，寝たきり患者処置指導，在宅患者訪問栄養食事指導などがある．

(3) 検査　画像的，細菌学的，生理的，生化学的検査が開発され，客観的な診断ができるようになった．尿，喀痰，咽頭ぬぐい液の臨床検査，血液検査，心電

図 2.5　診察，診断，治療のイメージ

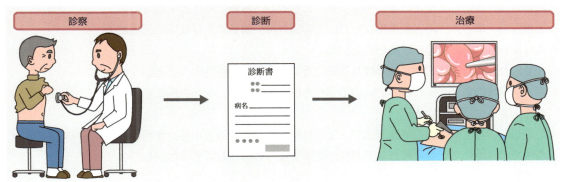

診察　　診断　　治療

診断書
病名＿＿＿＿＿

図や呼吸機能検査などの理学検査，超音波検査，放射線検査などがある．おもに，看護師，臨床検査技師や放射線技師が行う．

栄養状態の検査には身長，体重，下肢周囲長，上腕周囲長，体脂肪率などの身体検査，血液・生化学検査(ヘモグロビン，総タンパク，アルブミン，血清脂質など)を用いる．

(4) 画像診断　キュリー夫人のラジウム放射線の発見により，身体内部の検査が可能となった．現在は，エックス線診断，核医学診断(シンチグラフィ)，核磁気共鳴診断(MRI)，コンピューター断層撮影診断(CT)がある．放射線技師が医師の指示のもとに放射線管理区域検査室で行う．特に小児や妊婦では放射線被ばくを最小限に抑えて安全に行う必要がある．

(5) 投薬　旧石器時代から種々の薬草，昆虫，動物の臓器および鉱石などが経験的に薬として使用されてきた．近年は，抗菌剤，抗がん剤が開発され，感染症の治療やがんの化学療法として効果をあげている．現在，わが国で最も多く処方されている薬は，血圧降下剤を筆頭に，炎症症状の緩和のために抗炎症剤，消化器粘膜保護剤などである．

投薬は医師による処方，薬剤師による調剤，看護師による投薬，患者による内服行為から成立する．投薬が適切であるか，看護師による内服確認，薬剤師による薬剤血中濃度のモニタリングがある．

管理栄養士・栄養士の役割は，内服と食事との時間の配慮である．食前後は食事前後30分，食間は食事前後2時間程度など，食物摂取と内服の重複により，薬剤の効果が増強したり，減弱する薬剤を内服している患者の栄養の指導において配慮が必要である．

(6) 注射　注射には，皮内注射，皮下注射，筋肉注射，末梢静脈注射，点滴，中心静脈注射(栄養)，動脈注射，自己注射がある．皮下と筋肉注射は看護師にも認められているが，それ以外は医師が行う．目的としては，ツベルクリン注射などの診断のため，鎮痛，検査や手術前の前処置，水分補給のための輸液，栄養補給である．

注射は副作用として皮下出血，神経損傷などがあり，危害を与える可能性のある医療行為であり，医師と看護師が行う．そのほかに，患者本人が在宅自己注射可能な薬剤は，次のように定められている．

①長期にわたって頻回の注射が必要な薬剤ごとに，患者の利便性の向上という利点と，病状の急変や副作用への対応の遅れという問題点などを総合的に勘案して，限定的に認めている

②欠乏している生体物質の補充療法や，生体物質の追加によるホルモン作用・免疫機能の賦活化などを目的としており，注射で投与しなければならないものなどである

③頻回の投与または発作時に緊急の投与が必要なものであり，外来に通院して投与し続けることは困難と考えられるもの

④保険医が投与することができる注射薬（処方せんを交付することができる注射薬）とするとともに，在宅自己注射指導管理料の対象薬剤としている

（7）リハビリテーション　　外傷，脳血管障害，急性心筋梗塞，外科的手術後などの回復期に行う医療行為である．担当するのは，理学療法士，作業療法士および言語聴覚士である．病院リハビリテーション，老人保健施設リハビリテーション，在宅リハビリテーションがある．

（8）精神科専門療法　　統合失調症，躁うつ病，神経症，中毒性精神障害（アルコール依存症），心因反応，児童・思春期精神疾患，人格障害，脳器質性障害などを対象に，入院と通院・在宅（5分以上）で精神療法を行う．いずれも集団精神療法がある．また，精神科ショートケア，デイ・ケア，精神科ナイトケア，デイ・ナイトケアがある．

（9）処置　　一般，救急，皮膚科，泌尿器科，産婦人科，眼科，耳鼻咽喉科，整形外科，ギプス処置などである．栄養にかかわる処置として，鼻腔栄養チューブの挿管と栄養注入，胃ろうからの栄養処置がある．これらの処置は，栄養管理であるが，医師・看護師が行うもので管理栄養士は行うことはできない．

（10）手術　　術前検査・診断，前処置，麻酔により，各種の手術が行われる．近年は，ファイバースコープや腹腔鏡などにより，できるだけ侵襲が少ない手術が行われるようになった．また，手術後も硬膜外麻酔などにより，術後の痛みが緩和する処置を行えるようになった．栄養にかかわる手術として，肥満患者の胃縮小術，胃ろう造設術などがある．

（11）麻酔　　局所麻酔，気管内挿管による全身麻酔，硬膜外麻酔，低体温療法，疼痛に対する神経ブロックなどがある．

（12）放射線治療　　悪性腫瘍に対して，放射線治療，ガンマナイフ，重粒子線治療，陽子線治療などがある．保険診療に含まれている．

（13）病理診断　　検体を穿刺・採取して標本を作成し，必要に応じて染色を行い，顕微鏡で検査をする．細胞診，組織診があり，手術中に採取した検体を迅速診断することもある．

D.　管理栄養士・栄養士にかかわる診療報酬

　平成24年度診療報酬改定では，管理栄養士の配置に関して，入院基本料および特定入院料の施設基準の改定があった．平成22年から独立していた栄養管理実施加算は，算定している医療機関が多くなったことから，栄養管理体制の確保を入院基本料および特定入院料の要件とし，診療報酬体系の簡素化を図ったものである．よって，入院診療計画，院内感染防止対策，医療安全管理体制，褥瘡対

策及び栄養管理体制について，厚生労働大臣が定める基準を満たす場合に限り，入院料の所定点数を算定できるとした．この入院基本料および特定入院料の施設基準としての栄養管理体制とは，以下に挙げる内容である．

①栄養管理を担当する常勤の管理栄養士が1名以上配置されていること．ただし，有床診療所は非常勤であっても差し支えない

②管理栄養士をはじめとして，医師，看護師，その他の医療従事者が共同して栄養管理を行う体制を整備し，あらかじめ栄養管理手順を作成すること

③入院時に患者の栄養状態を医師，看護師，管理栄養士が共同して確認し，特別な栄養管理の必要性の有無について入院診療計画書に記載していること

④③において，特別な栄養管理が必要とされた患者について，栄養管理計画を作成していること

⑤栄養管理計画には，栄養補給に関する事項，その他栄養管理上の課題に関する事項，栄養状態の評価間隔などを記載すること

⑥当該患者について，栄養管理計画に基づいた栄養管理を行うとともに，栄養状態を定期的に記録していること

⑦当該患者の栄養状態を定期的に評価し，必要に応じて栄養管理計画を見直していること

⑧特別入院基本料および短期滞在手術料1を算定する場合は，①～⑦までの体制を満たしていることが望ましい

⑨当該保険医療機関において，①の基準が満たせなくなった場合，当該基準を満たさなくなった日の属する月を含む3か月に限り，従来の入院基本料等を算定できる

⑩2012（平成24）年3月31日において，栄養管理実施加算の届出を行っていない医療機関については，2014（平成26）年3月31日までの間は地方厚生（支）局長に届け出た場合に限り，①の基準を満たしているものとする

このほか，管理栄養士・栄養士がかかわる診療報酬について，表2.3に示した．

2.3 地域包括ケアシステムにおけるキュアとケア

　団塊の世代が75歳の後期高齢者となる2025（令和7）年に向けて，厚生労働省は，地域包括ケアシステムの構築を推進している（図2.6）．重度な要介護状態となっても住み慣れた地域で自分らしい暮らしを人生の最後まで続けることができるよう，住まい，医療，介護，介護予防，生活支援が一体的に提供されることをめざしている．

　地域包括ケアシステムでは，高齢者が24時間体制でケアが受けられる入所施

表 2.3　平成 28 年度診療報酬改定における管理栄養士・栄養士にかかわる項目

診療報酬点数表

【基本診療料】		一般病棟入院基本料	（患者数：看護師数）7：1　1,591 点/日
			10：1　1,332 点/日
			13：1　1,121 点/日
			15：1　 960 点/日
		栄養サポートチーム加算	200 点（週 1 回） （特定地域は 100 点, 歯科医師連携加算 50 点）
		摂食障害入院医療管理加算	1　30 日以内　200 点/日
			2　31 日以上 60 日以内　100 点/日
【特掲診療料】	医学管理等	外来栄養食事指導料	初回 260 点, 2 回目以降 200 点
		入院栄養食事指導料	1　初回 260 点, 2 回目 200 点（週 1 回）
			2*1　初回 250 点, 2 回目 190 点（週 1 回）
		集団栄養食事指導料	80 点
		糖尿病透析予防指導管理料	350 点（特定地域は 175 点）
	在宅医療	在宅患者訪問栄養食事指導料	530 点（同一建物居住者は 450 点）
		在宅患者訪問褥瘡管理指導料	750 点

歯科診療報酬点数表

| 【特掲診療料】 | 入院栄養食事指導料 | 1　130 点 |
| | | 2　125 点 |

入院時食事療養費に係る食事療養及び入院時生活療養費に係る生活療養の費用の額の算定に関する基準

食事療養	入院時食事療養（Ⅰ）	1　640 円/食
		2*2　575 円/食
	特別食加算	76 円/食
	食堂加算	50 円/日
	特別メニュー	各医療機関で定めた金額（妥当な範囲の金額）
	入院時食事療養（Ⅱ）	1　506 円/食
		2*2　455 円/食
生活療養	入院時生活療養（Ⅰ）	
	食事の提供たる療養	1　554 円/食
		2*1　500 円/食
	温度，照明および給水に関する適切な療養環境の形成たる療養	398 円/日
	特別食加算	76 円/食
	食堂加算	50 円/日
	入院時生活療養（Ⅱ）	
	食事の提供たる療養	420 円/食
	温度，照明および給水に関する適切な療養環境の形成たる療養	398 円/日

入院時食事療養Ⅰを算出できるのは，施設基準を満たす保険医療機関であり，Ⅱはそれ以外の保健医療機関に入院している患者に対してである.
＊1　有床診療所において当該診療所以外の管理栄養士が指導を行う場合.
＊2　流動食（経腸栄養製品）のみの提供の場合.
特定地域：医療資源の少ない地域（人口あたりの医師・看護師数や病院密度が低い地域）をいう. 平成 28 年度診療報酬改定では 41 の二次医療圏（離島を含む）が対象である.

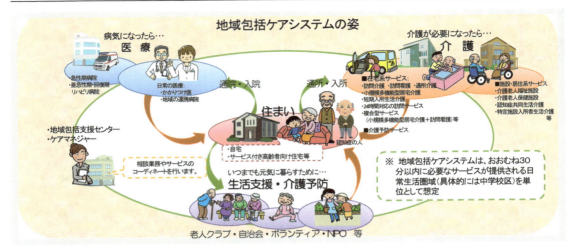

設から，自宅などを中心に地域で支えていく方向へ移行することが大きなねらい
とされている．これを実現するためには，医療・看護サービスと介護サービスの
連携が大切であり，介護者が被介護者の病状の悪化や急変を察知したときに，迅
速に医師や看護師らと連携できるような体制の整備が求められる．そのため，地
域包括ケアシステムでは，おおむね30分以内に必要なサービスが提供される日
常生活圏域（具体的には中学校区）を単位として想定している．

　高齢期に発症しやすい病態・疾患として，ロコモティブシンドローム（運動器症
候群），低栄養（タンパク質・エネルギー欠乏症，protein energy malnutrition：PEM），認
知症がある．いずれも，生活の基本となる栄養と運動が基本となり，若い世代か
らの予防が重要である．また，進歩した医療があっても，老化を阻止することは
不可能で，慢性疾患を完全に治癒することはできない．これらに取り組むために
は，医師をはじめ，看護師，薬剤師，管理栄養士，理学療法士などのコメディカ
ルの多職種連携によるチーム保健医療が求められる．

　地域包括ケアシステムのなかで，医行為，診療の補助，介護がうまく連携して
いくための取り組みとして，先に挙げた介護職員等のたんの吸引などや，看護師
による特定行為などが進められている．日本看護系大学協議会では，「高度実践看
護師（advanced practice nurse）とは，看護系大学院の教育を受け，個人，家族お
よび集団に対して，ケア（care）とキュア（cure）の融合による高度な知識と技術を
駆使して，疾病の予防および治療・療養過程の全般を管理・実践できる者をいう」
としている．

　地域によって地域包括ケアシステムに格差が生じないように，医師による医学
的判断と技術に裏打ちされた医行為が，ケアとキュアの中心として患者に適切に
公平に提供されることが望まれる．日本医師会・全国医学部長病院長会議による

セルフメディケーション

地域包括ケアシステムでは，自助，互助，共助，公助の段階がある．このうち自助は，自分のことを自分ですることで，自らの健康管理（セルフケア），市場サービスの購入とされている．これはWHOの掲げるセルフメディケーション「自分自身の健康に責任を持ち，軽度な身体の不調は自分で手当てすること」に通じる．セルフメディケーションを推進していくことは，国民の自発的な健康管理や疾病予防の取組みを促すことはもちろん，医療費の適正化にもつながる．

2017～2021年までの4年間の予定で，医療費控除の特例として「セルフメディケーション税制」が施行された．健康の維持増進および疾病の予防への取組みとして，一定の取組みを行う個人が，スイッチOTC医薬品（OTCとはover the counterの略語で，要指導医薬品および一般用医薬品のうち医療用から転用された医薬品）を購入した際に，その購入費用について所得控除を受けることができる．ドラッグストアや薬局で販売されている解熱鎮痛薬，消炎鎮痛外用薬，水虫薬などがある．

「医師の地域・診療科偏在解消の緊急提言」（2015年）では，現状の医師不足の本質は，医師の地域・診療科偏在であり，これらの解消が喫緊の課題であるとしている．

3. 生命倫理

倫理とは，「人が守り行うべき道筋．善悪の判断において普遍的な規準となるもの．道徳．モラル」などと説明される．要するに人として「正しい」ということである．医療において基本となる「生命倫理」を本章で，「医の倫理」「職業倫理」「研究倫理」をそれぞれの章で扱う．

3.1 生命倫理の内容

生命倫理（バイオエシックス，bioethics）とは，生命に関する倫理学である．「生命」を意味する「バイオ」と「倫理」を意味する「エシックス」を結合した造語である．

近年，生命維持装置など医学の発達により，尊厳死，脳死，移植が大きな課題となっている．輸血，手術，投薬，人工呼吸などの医学が未発達な時代は，何をやっても寿命は短く，考えられる選択肢で悩むことも少なかった．また遺伝子技術，生殖工学などの発達で，出生前診断なども可能になり，情報，選択肢が多い分，悩むべき問題も多くなってしまった．ある意味，生命の意味が揺らぎ始めており，個人，社会へ影響が及んでいる．これらを背景として「生命倫理学」が米国で始まった．

日本では日本生命倫理学会が主導し，実社会にはたらきかけている．生命倫理学は学際的な分野であるために，同学会員は，第一分野（自然科学系：生命科学，医学，看護学，栄養学など），第二分野（人文科学系：哲学，倫理学，心理学関連分野），第三分野（社会科学系：法律学，経済学など），第四分野（宗教学など）の4分野に分かれて研究している．人命に限らず，動植物などすべての生命体を対象とする．

生命倫理には唯一の正解はなく，国，宗教，時代などによって多様性がある（図3.1）．すなわち，ヒトの遺伝子治療，遺伝子検査，遺伝子操作のいずれにおいても賛否が分かれるのである．これは，第4章で示す医の倫理でも安楽死などへの賛否の分裂がみられる．しかし，倫理には，大多数が受け入れられる人類愛といっ

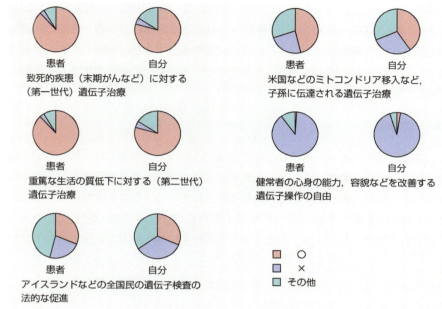

図3.1 遺伝子医学の
倫理の賛否（看護師の
調査結果）
［香川靖雄ほか：最新
医学，**61**，123-138
（2006）］

患者　自分
致死的疾患（末期がんなど）に対する
（第一世代）遺伝子治療

患者　自分
米国などのミトコンドリア移入など，
子孫に伝達される遺伝子治療

患者　自分
重篤な生活の質低下に対する（第二世代）
遺伝子治療

患者　自分
健常者の心身の能力，容貌などを改善する
遺伝子操作の自由

患者　自分
アイスランドなどの全国民の遺伝子検査の
法的な促進

- ○
- ×
- その他

た普遍性がある．これら普遍的な倫理は，各種各団体の綱領，宣言などで，また
研究については，研究倫理も含めて各種の指針と法規が定められている．

3.2 生命と物質

　物質とは狭義にはいわゆる「物」であり，生命はなく，無生物である．生命体と
対比の位置にあるとも考えられる．しかし，宗教的，概念的に，物質としての実
態のない「霊」「天」「あの世」などを生命的存在とすることも不可能ではないが，通
常は細菌，植物，動物など，物質としての存在に生命があると感じる．細かく分
ければ，「物」も生命体も原子，分子からできており，いずれも広義の物質である．
生命体は物質と表裏一体と考えることもできる．

　医学博士香川綾（1899〜1997年）の「食は命なり」の言葉にあるように，細菌，
動物，植物いずれであれ，物質にすぎない栄養素を摂取して生命体を構築し生命
活動が維持されている．遺伝情報の担い手であるデオキシリボ核酸
（deoxyribonucleic acid：DNA），エネルギー代謝の担い手であるアデノシン三リン
酸（adenosine tri-phosphate：ATP），生体高分子であるタンパク質の分子構造を解
明することで，生命に関する知見は得られることは確かであるが，生命をほぼ理
解したとするにも程遠い状態である．

　物質，生命で問題になるのは，宇宙の起源である．現代では宇宙そのものが

150億年前にビッグバンで生じ，生物体を含むあらゆる物質の構成要素である（現在までに発見されている100近い）元素が作られたと推定されている．生命の起源は原始海洋の中で有機物が形成され，さらに生体高分子から細胞ができたと考察されている．したがって，生命は，人も毛虫も，宇宙進化の過程で生まれた星雲と同様に「星の子」である．

A. 生命観

　生命は直接手にとって見ることができない．しかし，今まで走り回っていた動物に矢が当たると動かなくなり，元気だった兵士が亡くなると返事もせず冷たくなっていくので，命が失われたと感じることができる．誕生と死は，本人にも家族にも最大の事象である．人の生死の重大性から，古代から生命は畏敬（いけい）の念を持って語られてきた．たとえば，古代エジプト神が王に語った文章の至るところに生命（アネフ）という○の下にTがある文字が見られる（図3.2）．生命と対比の位置にあるのは死であろう．古代より，まず生命とは何かを考える必要があった．この生命とは何かという考えを生命観という．生命は直接手にとって見ることができない，難しい抽象的な概念である．

　上述したように「物質」にすぎない栄養素を摂取して，生命体の生命活動（活動，成長，増殖など）が維持されている．その生命が維持されなくなったときに，遺体となり，結局，土に戻ることは誰にも自明である（古代エジプト人は霊魂の不滅を信じて，特別に遺体を保存していたが）．このように，古代から生命のあるものと物質との関係が問題とされた．古代のインド哲学では，宇宙も生命も「空，風，火，水，地」の5要素からなると考えた（図3.3）．これは寺院の五輪塔や五重の塔に名残を留めている．風，水，地，火はそれぞれ気体，液体，固体，エネルギーと推定され，この4要素はギリシャ哲学と共通である．空は風と似ているが，真空に相当することを発見したのがインド哲学の長所である．生命体は宇宙と共通の物質で

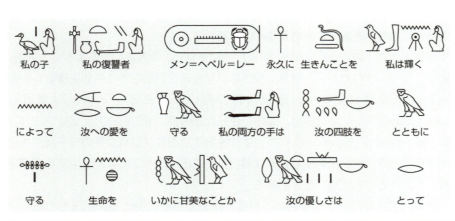

私の子　私の復讐者　メン＝ヘペル＝レー　永久に　生きんことを　私は輝く

によって　汝への愛を　守る　私の両方の手は　汝の四肢を　とともに

守る　生命を　いかに甘美なことか　汝の優しさは　とって

図3.2　古代エジプト人の生命（アネフ）への畏敬
［原典エジプト聖刻文字トトメス3世讃歌（BC1245）］

図3.3 五輪塔
宇宙もその一部の生命も5つの要素からなると考える．生命観と物質観は一体であり，生命は星の子という現代の生命観の萌芽がみられる．
[香川靖雄編，生化学，p.4，東京化学同人（2000）；徳山暉純，梵字手帳，木耳社より改変]

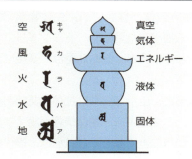

空 風 火 水 地
キャ カ ラ バ ア

真空 気体
エネルギー
液体
固体

ある元素によって担われ，生命活動をしているという現代の生命観は，古代の生命観と共通である．

B. ヒトにおける生命の3つの階層性

ギリシャの哲学者・生物学者であるアリストテレスは，「生命を持つ」生物を多数比べ，生命にはいろいろな階層があることを発見した．生物には，植物にも動物にもヒトにもある「呼吸，代謝，増殖」などの植物性機能を示す植物的生命，ヒトと動物にみられる「運動，感覚」など動物性機能を示す動物的生命，そしてヒトだけにある「知，情，意」などの精神性機能を示す精神的生命の階層があるとする．これは生命科学が発達した今日でも認められている（図3.4）．したがって個体の生命とは，これらの生命が脳によって1つに統合された有機的統一体であるというのが結論である．

生命倫理で特に大切なのは，人体には精神的生命があるが，脳死の状態や，摘出した筋肉などの器官では動物的生命が残存しており，さらに生物の最小単位として自らを複製できるのは細胞で，ここに植物的生命があることである．

植物的生命の1つの特徴とされる増殖では，DNAの材料のヌクレオチドと

図3.4 生命の特徴と3段階（植物，動物，精神）
細胞は生命の基本的単位として植物的機能を担う．

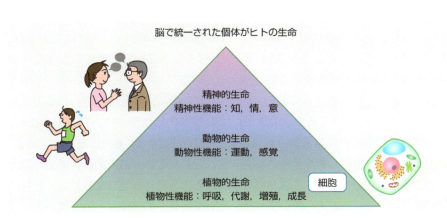

脳で統一された個体がヒトの生命

精神的生命
精神性機能：知，情，意

動物的生命
動物性機能：運動，感覚

植物的生命
植物性機能：呼吸，代謝，増殖，成長

細胞

DNAポリメラーゼでDNA自体が複製され，生体物質の生命活動がみられる．代謝や呼吸でも，細胞から抽出した酵素やミトコンドリアで，生体物質が部分的にみられる．さらに分解していくと，生命活動は，最後は無生物界の分子や原子のはたらきになる．

　生命を現代的に表現すると，生命の場には生体物質があり，細胞という生体膜で仕切られた場に栄養素，エネルギー，生命情報が絶えず出入りして，増殖，呼吸などが行われているということになる．これらは，現代の生命科学で，生体物質論，生体エネルギー論，生体情報論として研究されている．

　生体として生きているときは，個体の神経，内分泌は生体情報を統合して，各器官の機能全体を調節し，有機的に統一体を形成している．個体の死の概念は，各階層の生命の有機統一体の統一性の喪失と定義され，医師が死亡診断書を書くことで決定される．死と診断された身体でも，移植可能な臓器や，個体を作る60兆個*の細胞には，代謝や増殖などの植物的生命は存在しているが，これを個体の生命とは見なさない．医療・科学技術の進歩に伴って，生命維持装置，経管栄養などの延命医療で，本来は自然死する個体も生存可能となったため，患者の安楽死や尊厳死を法規で認める国も増加しつつある．

* 37兆個との研究もある．

　個体の設計図であるDNAによって生物体が作られているのは事実であるが，個体や細胞の死の直前直後でDNAはほとんど変化しない．生死の境で大きく変化するのは，ATP（アデノシン三リン酸）という直接の生物エネルギー源である．ATPは呼吸による酸素で栄養素を酸化して合成される．次項で述べるように，呼吸，循環の停止によってATPは失われ，神経・筋肉の活動を維持していた膜電位は消失し，生体情報の伝達が止まる．

C.　精神的生命

　ヒトの心を表す「知，情，意」すなわち，知性，感情，意志が，ヒトの精神的活動であり，精神的生命である．人の生死，脳死，植物状態などの判定において，最も重要な精神的生命については，古くから哲学や精神医学で重要な課題であった．生体は，脳と神経の機能により，有機的な統一体として活動しているが，ATPの供給停止により，生体情報の伝達がなくなることで，精神的生命の活動は止まる．脳の活動が重要とされるゆえんである．

　ヒトにおいては，脳は体重の約2％にすぎないのに，体全体で使われるエネルギーの約20％も消費する．このように大脳が進化した理由は，類人猿に比べ，ヒトが社会生活に必要な言語，感情などの能力を飛躍的に獲得したためである．過去には脳波など限られた手段で脳死判定が行われたが，最近の脳科学の発達とともに精神的生命の意味や内容が詳しくわかるようになった．なかでも，社会的認知能力に重要な部位として，扁桃体，眼窩前頭野，側頭葉などの脳構造が挙げ

られ，これらを社会脳（social brain）という．

　脳神経科学の究極の目的がヒトの理解だとすれば，ヒトが社会的存在である以上，社会脳研究が重要だといえる．脳の損傷研究や脳機能画像研究から，扁桃体は情動認知，眼窩前頭野は意思決定，側頭葉下面は相貌認知に重要であることがわかった．さらに非侵襲的脳機能画像を用いた，他人の心を読み取るのに重要な能力が内側前頭前野や側頭・頭頂移行部にあり，これも社会脳の重要な一部であることがわかった．社会的状況で複数の個体の脳情報を計測していくことが，社会脳研究の重要な方向性になる．社会脳の死は次項の脳死や植物状態の重要な条件となる．

3.3 ヒトの死の概念と生物学的な個体の死

A. 個体は有機的統一体

　従来は「心臓停止，自発呼吸停止，瞳孔の対光反射消失」の三徴候をもって個体の死を医師が判定し，死亡診断書で確定してきた．現在でも脳死などの特殊な場合をのぞき，三徴候は死の判定に用いられている．しかし，個体は，植物的，動物的生命と精神的生命が有機的に統一された身体であって，その統一性が失われた際に個体の死と定義するとした場合，従来の確定がよいかどうかを考える必要があった．

　死亡と判断された遺体から，運動，感覚，呼吸，代謝，増殖など，個々の生物機能が残ってはたらいている器官や細胞を取り出しても，そこに個体の生命があるとはいわない．生体のある部分の生は，個体の死亡後しばらく持続し，臓器が機能していれば移植ができ，また，爪や毛などは伸びるものである．逆に，個体中の60兆個の体細胞で，皮膚や小腸の上皮細胞のように，毎日失われる細胞があるが，これは個体の死とはいわない．個体の生命とは，各階層の生命の有機統一体であるという考えをすすめ，統一体でなくなること，すなわち平坦脳波などで脳幹を含めた全脳死もヒトの死であるとする考えが，脳死判定基準に含まれている（図3.5）．

B. 脳死における個体死の判定と植物状態

　かつて死亡は，心停止を基準とする上記三徴候の核心である心臓死と同じ意味であった．心肺停止による心肺脳すべての停止を「心臓死」という．一方，精神的生命を司る大脳皮質から呼吸循環系を支配している脳幹部までの全脳が廃絶したにもかかわらず，生命維持装置とドーパミンなど血圧維持用の医薬の使用で心肺

法的脳死判定の項目	具体的検査方法	脳内の検査部位と結果
1 深い昏睡	●顔面への疼痛刺激 (ピンで刺激を与えるか, 眉毛の下あたりを強く押す)	脳幹(三叉神経):痛みに対して反応しない 大脳:痛みを感じない
2 瞳孔の散大と固定	●瞳孔に光をあてて観察	脳幹:瞳孔が直径 4 mm 以上で, 外からの刺激に変化がない
3 脳幹反射の消失	●のどの刺激 (気管内チューブに カテーテルを入れる)	咳こまない=咳反射がない
	●角膜を綿で刺激	まばたきしない=角膜反射がない
	●耳の中に冷たい水を入れる	眼が動かない=前庭反射がない
	●瞳孔に光をあてる	瞳孔が小さくならない=対光反射がない
	●のどの奥を刺激する	吐き出すような反応がない=咽頭反射がない
	●頭を左右に振る	眼球が動かない=眼球頭反射がない (人形の目現象)
	●顔面に痛みを与える	瞳孔が大きくならない=毛様脊髄反射がない
4 平坦な脳波	●脳波の検出	大脳:機能を電気的に最も精度高く 測定して脳波が検出されない
5 自発呼吸の停止	●無呼吸テスト (人工呼吸器を外して, 一定時間経過観察)	脳幹(呼吸中枢):自力で呼吸ができない
6 6 時間*以上経過した 後の同じ一連の検査 (2 回目)	●上記 5 種類の検査	状態が変化せず, 不可逆的(二度と元に戻らない状態) であることの確認

以上の 6 項目を,必要な知識と経験を持つ移植に無関係な 2 人以上の医師が行う

図 3.5　法的脳死の判定

＊生後 12 週〜6 歳未満の小児は 24 時間以上

機能を保っている状態を「脳死」という．脳死を,人の死と認めるべきか議論は決着していない.

　ただ,臓器提供を必要とする患者が多く,臓器提供者(ドナー)となる患者が,生前に意思を明示し,あるいは最近の法改正では,家族が同意すれば,その場合に限り,脳死を人の死と認めるというのが日本の制度である.日本では欧米諸国と異なり,家族の関与が大きく,患者と家族は共同体であるとする考え方が強いため,2009 (平成21)年と 2010 (平成22)年に改正された「臓器の移植に関する法律」においても,脳死体からの臓器の摘出については,本人の意思表示とともに家族の承諾を求めている.

　高度の認知症など大脳機能の完全な廃絶を植物状態といい,脳死と違って人工呼吸器なしの自発呼吸はできるが,精神的生命は死亡しているので,日本尊厳死協会(第4章参照)では脳死だけでなく,植物状態でも延命医療の中止を要望している.

3.4 ゲノム，遺伝子，受精胚の操作と生命倫理

　細胞には核があり，ヒトでは46本の染色体が収められている．その染色体をほどくと，二重らせんのDNAからなっている．DNAの基本単位（ヌクレオチド）は，糖，リン酸，塩基からなり，その連続部分は，塩基配列に遺伝情報を保持する遺伝子部分と保持しない非遺伝子部分に分かれる（図3.6）．ヒトの全染色体（全DNA）の情報1セットをゲノムという．ヒトはこのゲノムを解明し，操作する技術を開発した．このことは，医療の面からの期待もあるが，生物の根源に触れるものであり，また，受精胚へのアプローチなどについて，さまざまな方面からの倫理指針があり，生命倫理と技術について賛否が分かれるところである．

A. ゲノム編集

　人為的に遺伝子の一部を切ってはたらき方を変える技術が，「ゲノム編集」である．2013年に画期的な技術が登場したことにより，飛躍的に研究が進んでいる．これまでの遺伝子組換え技術では特定の遺伝子をピンポイントに組み込むことができなかったが，ゲノム編集ではそれをすることができる．

iPS：induced
pluripotent stem

　パーキンソン病や筋ジストロフィーなどの難病患者の体細胞からiPS細胞（人工多能性幹細胞）を作ってゲノム編集で原因遺伝子を修復する研究，肝臓病のマウスの体内にゲノム編集の道具を直接送り込んで正常な細胞を増やす研究などが行われており，遺伝子治療や再生医療への応用が期待される．

　中国の研究チームが，ヒトの受精卵の遺伝子を操作した．中国の研究者は「成育できない受精卵を使うことで倫理的な問題を回避した」としているが，ヒト受

図3.6　ゲノム，DNA，遺伝子

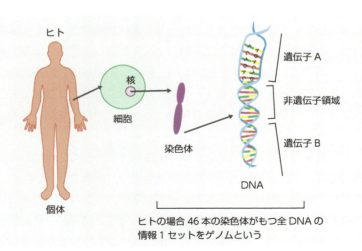

精卵の遺伝子操作は，誕生後や将来世代に予想外の影響を及ぼす恐れがあり，背の高さや頭の良さ，運動能力などで理想の子どもを設計する「デザイナーズ・ベビー」を誕生させる技術は社会との摩擦を生じる．

B.　遺伝子診断

　DNAの二重らせん構造の発見（1953年）から，生命科学は日々進歩し，50年後のヒトゲノムの完全解読（2003年）に至り，今や遺伝子技術が生命倫理の重要な課題になった．genotype（遺伝型）という語はgene（遺伝子）が定義される前から存在する抽象的な概念であり，「一塩基多型」「欠失や挿入」「繰り返し配列」「遺伝子」など，さまざまな単位に適用されている*．次世代シークエンサーの開発で一般人の全ゲノムの解析が1人約1万円（$99）の価格で（23andMe社）商業規模に行われるようになった．

　個人のゲノム情報は究極の個人情報であり，その扱いを誤れば社会的問題が起こる．遺伝医療の初期には，倫理として，おもに単一の遺伝子の変化によって起こる単一遺伝病の診断と治療，検査の結果の取扱，特に保険加入，就職，結婚での差別などがテーマであった．医療の遺伝子解析技術は，①病原体遺伝子検査（病原体核酸検査），②ヒト体細胞遺伝子検査，おもにがん細胞など後天的な遺伝子変異，③ヒト遺伝学的検査，単一遺伝子疾患，多因子疾患など受精卵以降の生殖細胞系列の遺伝子の3通りの応用がある．

　この中で③だけが倫理的配慮を要する理由は，生涯変化せず，血縁者間で一部共有されており，血縁関係にある親族の遺伝型や表現型が比較的正確な確率で予測できるからである．発症前に将来の発症を予測することができる場合と，出生前診断に利用できる場合があり，不適切な扱いが被験者とその血縁者に不利益となるおそれがある．そのため，日本医師会は2011（平成23）年に「医療における遺伝学的検査・診断に関するガイドライン」を発表した．

　すでに発症している患者の診断を目的とする遺伝学的検査は，主治医の責任において行うべきである．主治医が臨床的有用性を確認し，患者・家族に対し，検査前の適切な時期にその意義や目的の説明を行い，結果が得られた後の状況，および検査結果が血縁者に影響を与える可能性があることなどについても，患者とその家族が十分に理解したうえで検査を受けるかどうか自己決定できるよう支援する．

　一方，非発症保因者診断，発症前診断，出生前診断を目的に行われる遺伝学的検査においては，通常，被検者は検査実施時点では，患者ではないため，一般診療とは異なり，遺伝医療として，事前に適切な遺伝カウンセリングを行った後に実施すべきである．これには情報提供に加え，心理的・精神的・社会的サポートを行うことが重要である．遺伝学的検査，遺伝カウンセリングが必要な患者とそ

* genotype に適用されることの多い「遺伝子型」という訳語は，その単位が遺伝子に限定されるような誤解を生じやすい．このため日本人類遺伝学会では2009年 genotype の訳語を「遺伝型」とした．これを受けて本章では genotype の訳語を「遺伝型」に統一した．

遺伝用語の改定：生物学を知らない人にメンデルの遺伝の法則の「優性」「劣性」を「遺伝子が優れている」「遺伝子が劣っている」と誤解されるのを避けるため，2017年に「優性→顕性」「劣性→潜性」と用語を訂正した．また「変異」は「多様性」と言い換えることを提案した．

の家族に適切に対応するためには，臨床遺伝専門医から助言を得ること，認定遺伝カウンセラーとして協同して取り組むこと，または遺伝子医療部門に紹介することなどが必要である．倫理的な問題のために，治療法の確立していない疾患の発症前診断については，大学病院の遺伝子診療部などの組織的体制が整備された部門での対応が求められる．2013年現在，すべての大学病院を含む99の医療施設に遺伝子医療部門が設立されている．

　倫理として，また情報として慎重に扱われるべき遺伝子情報であるが，近年，医療機関を経ずに消費者直販型（direct to consumer：DTC）遺伝学的検査として流通している．これは，遺伝学的検査キットとして，メタボリックシンドローム（内臓脂肪症候群）対策やダイエット対策のため，綿棒でとった口の粘膜細胞を送るもので，薬局やインターネットで販売されている．正確な説明や医学的根拠のない遺伝子ビジネスに対し，消費者庁による監視体制と法整備が求められる．

C.　出生前診断

　現在，遺伝子診断のなかで生命倫理の課題として重要なのは，出生前遺伝子診断である．妊娠中に胎児が何らかの疾患に罹患していると思われる場合に診断するのが「出生前に行われる遺伝学的検査および診断」の基本的な概念である．

　近年の遺伝医学領域の進歩により検査診断方法は多様化する一方，新たな分子遺伝学的解析・検査技術を用いた胎児診断法が世界的にも極めて急速に発展している．出生前診断では，母体血による胎児DNAの診断手法が日本にも導入されるなど，大きな話題となっている．

　体外受精の受精卵の8分割胚時に1つの細胞だけを取り出し，遺伝学的解析をして遺伝的異常があれば残った胚を廃棄する．この方法は日本産科婦人科学会に申請し，倫理審査後に実施が可能となっている．なお，ダウン症に関して従来は羊水検査で診断を確定していた．最近は母体血液中の胎児のDNAを用いダウン症の診断を行う．この診断は日本医学会の「遺伝子・健康・社会」検討委員会の下に設けられた施設認定・登録部会で，最初は臨床研究として申請を受け付けることとし21施設が認可されている．もともと遺伝学的な検査に関しては，日本医学会が遺伝医学関連10学会の合意に基づいて「医療における遺伝学的検査・診断に関するガイドライン」に遺伝学的検査の指針が規定されており，すべての医療者はこの基準を尊重することが求められている．理念基盤は近年の遺伝医学における基本的対応として遺伝医学的事実を正確，適切に情報提供するとともに，傾聴，共感，受容の姿勢を軸とした遺伝カウンセリングを要するものとなっている．

　遺伝子解析については，表3.1のように医学研究に関する指針が出されており，ゲノムや遺伝子に関して「ヒトゲノム・遺伝子解析研究に関する倫理指針」*が，文部科学省，厚生労働省，経済産業省の合同により出されている．

＊2001（平成13）年3月29日制定．全部改正や一部改正が行われており，現在は2017（平成29）年2月28日に一部改正されている．

表 3.1　医学研究に関する指針一覧

D.　受精胚への生殖工学技術

　生殖工学は，生殖の過程を人為的に改変し，産子を作出する科学技術で，1950年代の精子の凍結保存の技術，体外受精や体外受精卵の移植，体細胞核移植（クローン技術）などの技術がある.

a.　「ヒト受精胚の作成を行う生殖補助医療研究に関する倫理指針」

　体外受精は，卵管閉塞などの器質的原因などの不妊に用いられる. 乏精子症など精子側の障害がある場合には顕微授精（卵細胞質内精子注入法）を行う. 人間の性周期あたり妊娠率平均15%に対して体外受精胚移植の場合，約25%である. 日本に導入されて以来体外受精で約6万人が出生している. 子宮に戻されなかった余剰受精卵は妊娠に備えて液体窒素タンク中で凍結保存剤を加えて冷凍保存される.

　日本において子宮障害などのため不妊となっている女性は20万人おり，代理母出産は，2008年国内で15例が実施され，海外での代理母出産も100例以上と推定される. 2008年に日本学術会議は，代理懐胎の法規制と原則禁止などを内容とする提言を行った. 法的親子関係に関する問題点を始め倫理的・宗教的・文化的見地から国内でも実施する医師と反対する医師の意見の相違がある. これらに対して，「ヒト受精胚の作成を行う生殖補助医療研究に関する倫理指針」（平成22年告示，平成27年改正，文部科学省・厚生労働省）がある.

b.　ヒト受精胚の作成と使用についての倫理指針

　胚（受精卵）の内部細胞塊から，体中の細胞に分化できる多能性を持つ幹細胞＝ES細胞（胚性幹細胞）が単離できる. 同等の多能性を持つ幹細胞（EG細胞）が死亡胎児の始原生殖細胞から樹立できた. この再生医療研究には倫理的課題も生じた. 胚を壊してつくるES細胞や，人工妊娠中絶による死亡胎児由来のEG細胞の研究は，人の生命の始まりを犠牲にする行為として一部から反対意見がある.

ES 細胞：embryonic stem cell
EG 細胞：embryonic germ cell

表 3.2　ヒト受精胚の作成や使用に関する倫理指針（文部科学省）

・「ヒト ES 細胞の樹立に関する指針」（2014（平成 26）年公示）
・「ヒト ES 細胞の分配及び使用に関する指針」（2014（平成 26）年公示）
・「ヒト iPS 細胞又はヒト組織幹細胞からの生殖細胞の作成を行う研究に関する指針」（平成 27 年公示）
・「ヒトに関するクローン技術等の規制に関する法律」（2000（平成 12）年，クローン技術規制法）
・「特定胚の取扱いに関する指針」（2001（平成 13）年，特定胚指針）

　骨髄の間葉系幹細胞は，多能性を持つ細胞で，患者自身の体から採取できるので倫理的問題は少ない．しかし，この幹細胞は ES 細胞に比べ増殖能と分化能が弱く，治療に用いるには限界があった．2007 年にヒトで iPS 細胞が樹立された．体細胞に，4 種類の遺伝子（山中カクテル）を組み込んで多能性を持つ幹細胞に再プログラミングすることができる．そして胚や胎児を犠牲にせずにつくれる iPS 細胞による臓器再生医療は倫理問題を回避できる．2015 年現在では特定の遺伝子を組み込むとなぜ多能性幹細胞に再プログラミングできるのか生物学的な基礎が解明されていない現状で，iPS 細胞の安全性は臨床応用に進んでよいかが課題である．不妊患者の皮膚から iPS 細胞を経て精子や卵子をつくって，人工授精や体外受精に用いてよいかは未定である．多くの期待が寄せられる幹細胞医療の研究開発を適正に進めるため，研究目的によるヒト受精胚の作成および使用については，表 3.2 の倫理指針などで規制している．

3.5 ｜ 先制医療

　先制医療とは，病気の発症前にそれを予測し，あらかじめ予防的な治療を行うことにより病気の発症を遅らせるための医療行為（医行為）である．病気の発症前から指導や検査で予防する点では先制医療も従来の予防医療もよく似ているが，健常者の早い時点からの遺伝子や病変のバイオマーカーを検査して，個々人の将来の健康状態を予測して先手を打つのが先制医療である．

　高齢者の非感染性疾患は長期の無症候期間がある．たとえば認知症は発症後の治療は困難であるが，発症の数十年前から脳内で病変が進行するので，まったくの健常時から発症を防ぐことができるようにする．したがって，予防医療との違いは，①遺伝子やバイオマーカーを測定して発症前から予測すること，②集団の発症率を抑えるのではなく，個人ごとの予想される病気を防ぐ，「個の視点」で医療行為を行う点である．これは特定の個人ごとに異なった疾患が起こるためである．

　従来のがんマーカーや血清生化学では，疾患がかなり進行してから現れる現象をとらえている．先制医療では，ヒトの生活習慣病や老化やがんの進行で，数十

年という無症候期間に，異常細胞から早期から分泌されるエクソソームといわれる小胞の中のマイクロRNA（miRNA）を分析する．倫理上の問題は，仮に早期に致命的あるいは重篤な疾患の発症が予測できても，その対策が多くの場合，現在では不十分なところにある．マイクロRNAや遺伝子多型，長期間の生活習慣がどのような場合に，たとえばどのような栄養学的知見で予防治療できるかを決めるには膨大なデータの集積（ビッグデータ）が必要である．そのため生体情報論（バイオインフォマティクス）と呼ばれる電算機技術が応用されている．

4. 医の倫理

　医の倫理は，初等・中等教育から培われた社会人の常識的な倫理の範囲に入ると思われやすい．しかし，現代は生命科学や臨床技術の飛躍的な進歩に伴って，改めて「新しい医の倫理」が求められるようになった．

　これは医療・保健・福祉に携わる管理栄養士・栄養士にとっても切実な末期医療における胃ろうの可否，尊厳死などに大きな影響を与えている．安楽死や脳死などの可否を巡る見解は，国家，時代，宗教，個人でも大きく異なっている（図4.1）．このように，倫理には数学のような単一の正解がなく，多様性がある．しかし，誰もが認める人類愛のような，倫理の普遍性があり，これが綱領，宣言，誓約などの形で成文化されている．これらの共通点を紹介し，管理栄養士が携わる倫理について紹介する．

図 4.1　脳死，安楽死，尊厳死（看護学生の調査結果）
［香川靖雄ほか，最新医学，**61**，123-138（2006）］

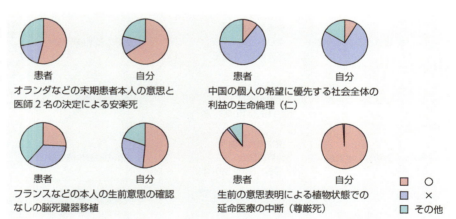

患者　　自分
オランダなどの末期患者本人の意思と医師 2 名の決定による安楽死

患者　　自分
中国の個人の希望に優先する社会全体の利益の生命倫理（仁）

患者　　自分
フランスなどの本人の生前意思の確認なしの脳死臓器移植

患者　　自分
生前の意思表明による植物状態での延命医療の中断（尊厳死）

　○　　× 　その他

4.1 | 医療：医学，医術，医道

　医療の内容は，古代から医学，医術，医道の3分野から成り立っている．

　医学は，人体とその疾患を自然科学の一分野として研究・応用する「基礎医学」，診断学，治療学のような「臨床医学」，公衆衛生学のような「社会医学」の3分野に分かれる．

　医術は，手術法，臨床検査法をはじめ，多くの分野があり，病院では看護部，検査部，手術部，放射線部，薬剤部などが専門的な技術，手法をもって担当し，管理栄養士は栄養部で医術の一端を担っている．

　医道は，医療が患者の生死，本人と家族の幸福を大きく左右することから，厳しい倫理，すなわち「医の倫理」が求められる．これらは古代ギリシャの『ヒポクラテス全集』や，中国の張仲景の著した『傷寒論』にも詳しく述べられている．

　医の倫理に関して，世界的には「ヒポクラテスの誓い」といわれる医師の職業倫理について書かれた宣誓文をはじめ，世界医師会による「ジュネーブ宣言」，医学研究における倫理「ヘルシンキ宣言」，患者の権利に関する「リスボン宣言」などがある．日本では，「医師の職業倫理指針」「医の倫理綱領」「医師の職業倫理指針」「人を対象とする医学系研究に関する倫理指針」などがある（図4.2）．

図 4.2　世界と日本の医の倫理に関する宣言や指針など

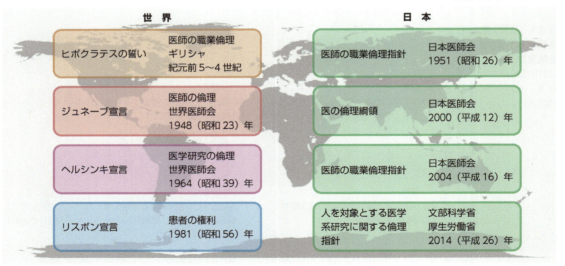

世　界		日　本	
ヒポクラテスの誓い	医師の職業倫理 ギリシャ 紀元前5〜4世紀	医師の職業倫理指針	日本医師会 1951（昭和26）年
ジュネーブ宣言	医師の倫理 世界医師会 1948（昭和23）年	医の倫理綱領	日本医師会 2000（平成12）年
ヘルシンキ宣言	医学研究の倫理 世界医師会 1964（昭和39）年	医師の職業倫理指針	日本医師会 2004（平成16）年
リスボン宣言	患者の権利 1981（昭和56）年	人を対象とする医学系研究に関する倫理指針	文部科学省 厚生労働省 2014（平成26）年

4.2 ヒポクラテスの誓い

　ヒポクラテスは紀元前5世紀ころのギリシャの医師で，呪術的医療を退け，健康・病気を自然の現象と考え，科学に基づく医学の基礎を作ったことで「医学の祖」とされている．彼の弟子によって編纂された『ヒポクラテス全集』は自然の治癒力と栄養と環境を重視した全人的医療が基本となっている．その中で，医師の職業倫理について書かれた宣誓文が「ヒポクラテスの誓い」（The Hippocratic Oath：Ἱπποκράτειος ὅρκος）である．医師の倫理・任務などについての，ギリシャ神への宣誓文である．現代の医療倫理の核心である患者の生命・健康保護の思想，患者のプライバシー保護のほか，専門家としての尊厳の保持，徒弟制度の維持や職能の閉鎖性維持なども謳われている．

　一部の内容は現代に適さないが，医療倫理の根幹である．

医神アポロン，アスクレピオス，ヒギエイア，パナケイアおよびすべての男神と女神に誓う．私の能力と判断にしたがってこの誓いと約束を守ることを．

1. この術を私に教えた人をわが親のごとく敬い，わが財を分かって，その必要あるとき助ける．
2. その子孫を私自身の兄弟のごとくみて，彼らが学ぶことを欲すれば報酬なしにこの術を教える．そして書きものや講義その他あらゆる方法で私の持つ医術の知識をわが息子，わが師の息子，また医の規則に基づき約束と誓いで結ばれている弟子どもに分かち与え，それ以外の誰にも与えない．
3. 私は能力と判断の限り患者に利益すると思う養生法をとり，悪くて有害と知る方法を決してとらない．
4. 頼まれても死に導くような薬を与えない．それを覚らせることもしない．同様に婦人を流産に導く道具を与えない．
5. 純粋と神聖をもってわが生涯を貫き，わが術を行う．
6. 結石を切りだすことは神かけてしない．それを業とするものに委せる．
7. いかなる患家を訪れる時もそれはただ病者を益するためであり，あらゆる勝手な戯れや堕落の行いを避ける．女と男，自由人と奴隷の違いを考慮しない．
8. 医に関すると否とにかかわらず他人の生活について秘密を守る．
9. この誓いを守りつづける限り，私は，いつも医術の実施を楽しみつつ生きてすべての人から尊敬されるであろう．もしこの誓いを破るならばその反対の運命をたまわりたい．

4.3 | 世界医師会のジュネーブ宣言

　1948年，ヒポクラテスの誓いの倫理的真意の現代的な改定・系統化を意図して「ジュネーブ宣言」が，第2回世界医師会総会にて採択された．第二次世界大戦後の社会は，「個人の尊重」と「個人の自己決定権」が基盤となっており，そこから1981年にリスボンで「インフォームド・コンセント」の概念が宣言され，今日に至っている．なお，これらの宣言は後年しばしば改定されている．

　現在のジュネーブ宣言の主だった内容は，以下のとおりである．

1. 全生涯を人道のために捧げる．
2. 人道的立場にのっとり，医を実践する．（道徳的・良識的配慮）
3. 人命を最大限に尊重する．（人命の尊重）
4. 患者の健康を第一に考慮する．
5. 患者の秘密を厳守する．（守秘義務）
6. 患者に対して差別・偏見をしない．（患者の非差別）

4.4 | 日本医師会の「医の倫理綱領」

　日本医師会の2000（平成12）年の「医の倫理綱領」を紹介する．これは包括的であり，個々の問題については，この綱領を具体化した「医師の職業倫理指針」（平成16年）が作成されている（2016年10月現在，第3版）．

　「医の倫理綱領」では，「医学および医療は，病める人の治療はもとより，人びとの健康の維持もしくは増進を図るもので，医師は責任の重大性を認識し，人類愛を基にすべての人に奉仕するものである」として，医師について次の6つを求めている．

1. 医師は生涯学習の精神を保ち，つねに医学の知識と技術の習得に努めるとともに，その進歩・発展に尽くす．
2. 医師はこの職業の尊厳と責任を自覚し，教養を深め，人格を高めるように心掛ける．
3. 医師は医療を受ける人びとの人格を尊重し，やさしい心で接するとともに，医療内容についてよく説明し，信頼を得るように努める．

4. 医師は互いに尊敬し，医療関係者と協力して医療に尽くす.
5. 医師は医療の公共性を重んじ，医療を通じて社会の発展に尽くすとともに，法規範の遵守および法秩序の形成に努める.
6. 医師は医業にあたって営利を目的としない.

　日本医師会は，医師としての高い倫理観と使命感を基礎に，人間の尊厳が大切にされる社会の実現をめざしている．すでに「日本国憲法」第三章国民の権利及び義務や「国連憲章」「世界人権宣言」でも人格を尊重しており，「患者の人権を擁護する」と一歩踏み込んだ考えでもある.

　このほか，知っておくべき基礎的事項として，「医の倫理の基礎知識」が日本医師会ホームページに掲載されている.

4.5 | 医師の義務と倫理

　法は倫理の最低限度である．これは法と倫理の関係に関する基本原則である．社会におけるルールをすべて法で定めることはない．国家権力による強制力によってこれだけは是非とも守らせなければならない「最低限度の規範」だけが，法として定められる．すべての倫理を法的なものにすることはできず，すべきでない.

A. 医師の義務

　医師は「医師法」により，次のような義務を負っている．①療養指導義務，②応召義務，③診断書の交付義務，④無診療治療の禁止，⑤処方箋の交付義務，⑥異状死体，異状死胎の届出義務，⑦医師の現状届，⑧診療録の記載および保存義務（診療録5年，検査記録や画像2年）

　「医師法施行規則」では，診療録には以下の4つを最低限記録しなければならないとされている．①診療を受けた者の住所，氏名，性別および年齢，②病名および主要症状，③治療方法（処方および処置），④診療の年月日

B. 医師の届出義務

　「食品衛生法」では，医師が食中毒を診察した場合は，直ちに最寄りの保健所長に届け出ることが義務付けられている（第58条）．「感染症法*」においては，一類感染症の患者，二類感染症，三類感染症または四類感染症の患者または無症状病原体保有者，厚生労働省令で定める五類感染症または新型インフルエンザなど感染症の患者および新感染症にかかっていると疑われる者などを診断したときも，

*正式名称は「感染症の予防及び感染症の患者に対する医療に関する法律」

最寄りの保健所長に届け出なければならない（第12条）.

C. 民事，刑事裁判

医療は本来不確実で危険を伴うものである. 医療行為により，時として重大な後遺症や死亡など予期せぬ結果が発生することは避けられない. そのため医療者が民事責任，刑事責任などを追及されることがある. 民事責任は，診療契約に基づく債務不履行あるいは不法行為として，過失がある場合，損害賠償が求められる訴訟を提起されることになる. 日本では医療事故の原因調査の手続が確立されていないため，中立的事故調査委員会を設置することも提案されている.

4.6 ヘルシンキ宣言とヒトを対象とする医学研究

ヘルシンキ宣言（Declaration of Helsinki）の正式名称は，「ヒトを対象とする医学研究の倫理的原則」である. 1964年，フィンランドの首都ヘルシンキにおいて開かれた世界医師会第18回総会で採択された，医学研究者が自らを規制するために採択された人体実験に対する倫理規範である. ヘルシンキ宣言のなかで重要な基本原則は以下のようなものである.

1. 患者・被験者福利の尊重
2. 本人の自発的・自由意思による参加
3. インフォームド・コンセント取得の必要
4. 倫理審査委員会の存在
5. 常識的な医学研究であること

日本では，すべての大学医学部，医科大学，および主要な研究機関に倫理審査委員会（Institutional Review Board）が設置され，ヒトを対象とする研究が審査されている. 研究倫理審査委員会とは，人を対象とする研究に関し，その実施の適否などについて，被験者・研究対象候補者の尊厳と人権保護を目的として，倫理・科学の両観点から審査する，研究機関長の諮問機関の委員会である. この目的を実現するために，人を対象とした研究の計画を，行政指針やヘルシンキ宣言などに沿って審議・審査し，意見を述べる.

ヘルシンキ宣言の保護対象は，単にヒトだけにとどまらず，ヒト由来の臓器・組織・細胞・遺伝子，さらには診療情報まで含むこと，および宣言の対象者が医学研究にかかわるすべての人々であることとされている. また，日本医師会はインフォームド・コンセントを「説明と同意」とする用語を提唱している. その根拠

となる法律は「医療法」第1条の4第2項で「医師は，医療を提供するに当たり，適切な説明を行い，医療を受ける者の理解を得るように努めなければならない」と示されている．「人を対象とする医学系研究に関する倫理指針」（平成26年12月22日告示，文部科学省，厚生労働省）は，「疫学研究に関する倫理指針」および「臨床研究に関する倫理指針」を統合した指針である．

4.7 ナイチンゲールの誓詞と看護者の倫理綱領

　管理栄養士を含むパラメディカル（コメディカルは和製英語）にとって重要なのは，「ナイチンゲールの誓詞」（Nightingale Pledge）である．フローレンス・ナイチンゲール（Florence Nightingale，1820～1910年）は，近代看護教育の母とされ，イギリスで生まれ，クリミア戦争での傷病兵の看護実践から，看護婦の専門養成の必要性を説き，ナイチンゲール看護学校を創設した．統計学にも明るく，事実を観察で正しく把握し，近代看護の礎を築いた．名著『看護覚え書』には，看護過程の観察で得た牛乳の優れた治癒効果など，管理栄養士にとって重要な記載がある．

　誓詞は，看護師の戴帽式に日本語訳が広く用いられる．

> われはここに集いたる人々の前に厳かに神に誓わん
> わが生涯を清く過ごし，わが任務を忠実に尽くさんことを．
> われはすべて毒あるもの，害あるものを絶ち，
> 悪しき薬を用いることなく，また知りつつこれをすすめざるべし．
> われはわが力の限りわが任務の標準を高くせんことを努むべし．
> わが任務にあたりて，取り扱える人々の私事のすべて，
> わが知り得たる一家の内事のすべて，われは人に洩らさざるべし．
> われは心より医師を助け，わが手に託されたる人々の幸のために身を捧げん．

　これはナイチンゲール自身ではなく，1893年，米国の委員会が，「ヒポクラテスの誓い」にならって作成した．筆者はロンドンにあるフローレンス・ナイチンゲール博物館を訪れてその詳細な資料を閲覧している．

　日本看護協会の「看護者の倫理綱領」も，基本的内容はこの誓詞と共通で15条ある．その第1条は「看護者は，人間の生命，人間としての尊厳及び権利を尊重する」であって，患者の自己決定権を尊重し，そのための情報提供と決定の機会の保障に努めるという点は，現代医学倫理の新しい部分である．

4.8 死のいろいろと緩和医療：安楽死，尊厳死，脳死

A. 安楽死

　安楽死（euthanasia）を法制化したオランダ，ベルギー，スイス，ルクセンブルクでは，終末期患者本人の意思と2名の医師の的確な判断によって，年間数千例の患者が心身の苦痛を除去して安らかな死を迎えている．日本では安楽死は原則として犯罪であるが，安楽死の判例は裁判ごとに違っている．

　東海大学事件*のように単独医師の判断による安楽死は有罪になったが，次の6要件を満たせば殺人罪に問われない可能性もある．

1. 病者が現代医学から見て不治の病に罹患し，しかも死期が迫っていること．
2. 病者の苦痛が甚だしく，何人もこれを見るに忍びないこと．
3. 病者の死苦の緩和を目的とすること．
4. 病者の意識が明瞭である場合には本人の真摯な嘱託があること（自己決定権）．
5. 医師の手によることを本則とし，これによれない時は首肯できる事情があること．
6. その方法が倫理的にも妥当なものとして認容しうること．

＊ 1991（平成3）年，家族の要望に従い，末期がんの入院患者に塩化カリウムを投与し，急性高カリウム血症に基づく心停止により死亡させたとして，担当内科医の大学助手が殺人罪となった事件．患者自身による死を望む意思表示がなかったことから，嘱託殺人罪にはならなかった．

B. 尊厳死

　積極的に死を導く安楽死と異なり，尊厳死（death with dignity）は，消極的に延命医療を中断し，自然死を迎えるもので，米国やフランスをはじめ，多くの国で法制化されている．尊厳死は患者の人権意識と自己決定権を尊重する国々で始まった．経管栄養，中心静脈栄養などの不開始と中止の許容性の要件が課題である．日本にも尊厳死協会があり，12万人の会員は生前宣言（リビング・ウイル）とカード（図4.3）を持参している．

　その概略は，①延命医療は拒否する，②十分な苦痛の除去は生命の危険を伴っても希望する，③数か月以上の植物状態では生命維持措置を中断するの3点である．重症患者であれば，家族がそのカードを持参，提示すればよい．延命医療の中止に伴う飢餓はあまり報告されておらず，発生しても十分な鎮痛をすればよい．尊厳死の立法化によって，患者は意義ある終末期を迎え，管理栄養士も民事上，刑事上の責任を問われない体制となる．「尊厳死法制化を考える議員連盟」は，2012年に「終末期の医療における患者の意思の尊重に関する法律案」を公表している（立法化はされていない）．

図4.3　日本尊厳死協会会員証
［日本尊厳死協会］

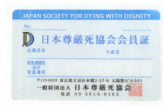

尊厳死の宣言書（リビング・ウイル　Living Will）
私は，私の傷病が不治であり，かつ死が迫っていたり，生命維持装置なしでは生存できない状態に陥った場合に備えて，私の家族，縁者ならびに私の医療に携わっている方々に次の要望を宣言いたします．この宣言書は，私の精神が健全な状態にある時に書いたものであります．したがって，私の精神が健全な状態にある時に私自身が破棄するか，または撤回する旨の文書を作成しない限り有効であります．
①私の傷病が，現代の医学では不治の状態であり，既に死が迫っていると診断された場合には，ただ単に死期を引き延ばすためだけの延命処置はお断りいたします．
②ただしこの場合，私の苦痛を和らげるためには，麻薬などの適切な使用により十分な緩和医療を行ってください．
③私が回復不能な遷延性意識障害（持続的植物状態）に陥った時は生命維持措置を取りやめてください．
以上，私の宣言による要望を忠実に果たしてくださった方々に深く感謝申し上げるとともに，その方々が私の要望に従ってくださった行為一切の責任は私自身にあることを付記いたします．

C.　脳死・臓器移植

　明らかに回復の見込みがない脳死患者も，日本では脳死（brain death）を死と認めない立場の脳死移植反対論が強く，生命維持装置で延命する一方，臓器提供によって多数の患者が救われるという認識が薄い．そのため，日本での死体臓器提供でさえ，2010年改正の「臓器の移植に関する法律」以降も過去20年とほぼ同じ110名にすぎない．これに対して，米国での年間臓器移植は，心臓移植2,300例以上，肝臓移植6,000例以上，腎臓移植16,000例以上である（日本移植学会，2012年）．遺体腎移植の費用はわずか144万円であり，腎透析費用の3月分にすぎない．

　遺体はもとより脳死からの移植の場合も，社会を互いに支え合う倫理観が日本でも必要である．尊厳死を肯定するカトリックは，臓器移植を「愛の行為」として肯定する．「脳死は人の死」と認めず臓器移植に反対する教団は多いが，自己決定による臓器移植の提供については，「仏教の慈悲心にかなう行為」（日蓮宗），「布施の行為」（天台宗）という考えから賛成とした仏教教団もある．

図4.4　健康保険被保険者証の裏面にある「臓器提供意思表示欄」の例

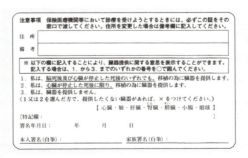

なお，健康保険被保険者証の裏面には，図4.4のように臓器提供意思表示欄が設けられるようになった．

D. 緩和医療

　緩和医療 (palliative medicine) とは治療を目的とした医療ではなく，鎮痛剤を十分に使用して，終末期の苦痛緩和を目標とした医療である．医療よりもケアが中心のため別名を緩和ケア (palliative care) ともいう．栄養補給の中止によっても終末期患者が苦しまないケアができる．そこで行われる終末医療 (ターミナルケア) は一般病院の延命医療でなく，人間の精神面の重要性とQOLを重視して，終末看護において宗教者と医師，看護師，管理栄養士などによるチームワークで有意義な人生の最後を送っていただく．緩和医療を目的とした終末医療病院がホスピス，あるいは仏教のビハーラである．超宗派の活動として2012年から臨床宗教師の取り組みが始まっており，日本医師会が2014年に緩和ケアチームにおける聖職者の存在の必要性を発表している．

4.9 ｜倫理観の相違：最高善は幸福

　善を追及する倫理学があるのに，オランダでは安楽死が認められ，日本では尊厳死すら法制化できない．その背景には日本の「人命は地球より重い」という固定観念を前提に「民法644条の受任者（ここでは医療者のこと）には委任事務処理の義務がある」ので患者の人権を，法の下で平等に厳しく追及するという倫理観が司法関係者に強い．尊厳死が「いのちの選別」や社会的弱者の切り捨てにつながるという可能性も考え，脳死であろうと，本人が苦痛で長期間苦しもうとあらゆる手段を尽くして延命する厳しい要件を求める極端な正義観である．日本人の倫理を指導する宗派は多様で，尊厳死に反対する天理教，法制化に反対する大本教，臨済宗妙心寺派，個人の判断とする浄土宗，曹洞宗，日本基督教団もある．日本のカトリック中央協議会は「延命治療だけの医療を中止し，ふさわしい苦痛緩和に専念する」のは「生きているものの尊厳を尊重する」ためで「死期が早まったとしても，それは許される」と各宗派で大きく異なっている．

　西欧の倫理の基本にあるアリストテレスの「ニコマコス倫理学」では，めざすべき最高善とは幸福であり，幸福は個人によって異なり，平等ではない．そして幸福は両極端を排した中庸にあるとした．したがって，幸福そのものを感じられない脳死患者の延命医療の禁止は当然で，本人の意思を尊重して安楽死も認めるという中庸を実現している．人権と生命倫理について，欧州評議会は医師に対して脳機能の不可逆的停止の場合には特に，生命維持の処置を止めることの必要性を

早くから明示している（779号勧告，1976年）．その意味で図4.1は日本人でも中庸な倫理観を示している．

4.10 管理栄養士と医の倫理

A. 管理栄養士・栄養士倫理綱領

日本栄養士会は，「管理栄養士・栄養士倫理綱領」を定めている（2002（平成14）年制定，2014（平成26）年改定）．その前文にあるように，本倫理綱領は，すべての人びとの「自己実現をめざし，健やかによりよく生きる」とのニーズに応え，管理栄養士・栄養士が，「栄養の指導」を実践する専門職としての使命と責務を自覚し，その職能の発揮に努めることを社会に対して明示するものである．

1. 管理栄養士・栄養士は，保健，医療，福祉及び教育等の分野において，専門職として，この職業の尊厳と責任を自覚し，科学的根拠に裏づけられかつ高度な技術をもって行う「栄養の指導」を実践し，公衆衛生の向上に尽くす．
2. 管理栄養士・栄養士は，人びとの人権・人格を尊重し，良心と愛情をもって接するとともに，「栄養の指導」についてよく説明し，信頼を得るように努める．また，互いに尊敬し，同僚及び他の関係者とともに協働してすべての人びとのニーズに応える．
3. 管理栄養士・栄養士は，その免許によって「栄養の指導」を実践する権限を与えられた者であり，法規範の遵守及び法秩序の形成に努め，常に自らを律し，職能の発揮に努める．また，生涯にわたり高い知識と技術の水準を維持・向上するよう積極的に研鑽し，人格を高める．

その注釈には管理栄養士・栄養士は，その免許によって「栄養の指導」を実践する権限を与えられた者であることが書かれており，従来の綱領では触れられていなかった患者の自己決定権とインフォームド・コンセントの尊重が加わっている．

B. 管理栄養士が直面する医の倫理

管理栄養士・栄養士倫理綱領は極めて総括的であり，普遍性があるが，臨床に携わる管理栄養士にとって切実な末期医療，尊厳死，緊急時の医療などを巡る見解は多様であり，綱領よりも具体的な方針が求められている．

年間125万人の終末期患者に多数の管理栄養士が接している．がん患者数は

約300万人で，毎年37万人がおもに病棟で死亡する．終末期患者が経口摂取可能であれば治療食より好きな食事を提供すべきである．しかし，日本では鎮痛剤の使用量が米国の約40分の1であり，疼痛のために，食事摂取すら困難な場合が多い．鎮痛剤による呼吸麻痺や依存症に対する危惧から医師は使用を抑制している．日本では「人命は地球より重いので，延命が医療者の責務である」という古来の倫理観と法規のため，延命医療中断には殺人罪が適用され得る．終末期患者，脳死，重い認知症などでは中心静脈栄養や胃ろう経管栄養を行う．人工呼吸の挿管で会話も経口摂取も困難となり，導尿管，心電計，静脈圧計，静脈カテーテルも留置する．多数の管が挿入されたり，装置のコードが接続された状態を「スパゲッティー症候群」という．日本には経管栄養からの離脱の見込みのない患者は38万人で，認知症患者の摂食介助には毎食約30分を要するので，介護者不足も経管栄養増加の理由である．自然な食事も摂れず，家族との言葉すら交わせず，孤独の内に病院で死亡していく．これは医の倫理に反し，人間としての尊厳，幸福や生活の質を損なう栄養実践である．このため管理栄養士が法廷に立つ事態も起こっている．

　このような医療に対して，ローマ法王ヨハネ・パウロ2世が1999年に「非人間的な治療」に反対したため，多くの欧米諸国は尊厳死を法制化している．さらに安楽死を認める国もある．したがって欧米では離脱の見込みのない経管栄養は行わず，人生の終末期を心身の苦痛から解放するホスピスなどの緩和医療が発達した．そこで，日本でも，従来の延命医療に反省が起き，「延命が患者のQOLと両立しない場合にはQOLを優先する」というガイドラインが勧められるようになった．

　管理栄養士・栄養士にとって，食物アレルギーによるアナフィラキシーショック対応のエピペン注射や，高齢者施設で頻発する嚥下障害による窒息の救急など，医師のみに限られていた医療行為を代行しなければ救命できない場合も，医の倫理の立場から是認されるようになった．

4.11 管理栄養士・栄養士の現場にみる「医の倫理の基礎知識」

　医の倫理綱領だけでは管理栄養士・栄養士が直面する多数の終末期患者の「安楽死と尊厳死」，「人工栄養の中止」，遺伝子対応栄養指導における「遺伝子医療と倫理」，在宅患者の「遠隔医療」などへの答えは不明である．そこで，日本医師会では「医の倫理の基礎知識」と題して，基本的事項6項目，上記項目を含む各論的事項33項目の解説をインターネット上に公開している．

A. 緊急時の応急手当の法的責任

　管理栄養士・栄養士は，日常では食事中の嚥下障害，窒息，転落などに対応し，災害時や機内では，緊急時の手当をしなければ救命ができない事態に遭遇する．人の脳は3〜4分間の血流停止で脳死となり，心臓停止の場合，3分後に50%の人が死亡，呼吸停止の場合，10分後に50%の人の生命が失われる．しかし，救急車が到着するには最低5分かかる．

　学童，生徒の約10%に食物アレルギーがあり，学校災害防止調査研究委員会では4年間の食物アレルギー事例件数804件のうちアナフィラキシーショックは189件で死亡例もある．管理栄養士・栄養士は，この場合アナフィラキシー補助治療剤の「エピペン」（注射液）で気管支を拡げ，血圧を維持する必要がある．駅をはじめ各所に設置されたAED（自動体外式除細動器）による一般人の除細動によって35.5%が社会復帰するが，この率は救急隊員の15.7%の倍である（総務省消防庁救急企画室）．航空機内での急患数は世界で約5千人/年発生し，約半数が医師以外の医療関係者が対応している（2013年）．

　最善の措置がとれなかった場合，法的責任を問われるおそれがあるが，米国のすべての州ではGood Samaritan law（善きサマリア人法）という法律が制定されており，故意や重過失がない限り，医療を行った者の責任を問うことはできないと明記している．わが国の似たような条文は民法698条緊急事務管理で「管理者は，本人の身体，名誉又は財産に対する急迫の危害を免れさせるために事務管理をしたときは，悪意又は重大な過失があるのでなければ，これによって生じた損害を賠償する責任を負わない」と明記している．

B. 終末期患者の人工栄養の中断

　終末期医療の場面での深刻な問題の1つに，「人工栄養，水分補給の維持と中止」の問題がある．日本老年医学会の調査では，この問題に実に医師の約9割が意思決定に困難を感じている．経口摂取の困難な患者について，医師が家族に対し「延命のためには胃ろうの設置が必要ですが，いったん設置したら取り外すと殺人罪になります」と相談する．胃ろうを設置しないでも，設置して取り外しても結果は死亡するが，後者だけが殺人罪と考える法律家もいる．大部分の不治の末期患者は「回復の見込み」はないが「死が避けられない末期状態にある」とは言えず，経管栄養を続ける限り長期間苦しみながら生存する．

　欧米の法廷では，栄養・水分の補給中止も自然な死を迎えるために必要と考えられている．日本創成会議の調査では，胃ろうどころか，摂食介助を禁じている米国の高齢者施設もある．しかし，日本ではまず，民法644条受任者の注意義務で，受任者には，善良な管理者の注意をもって委任事務処理の義務を負う．民

法697条事務管理で，義務なく他人のために事務の管理を始めた者は，最も本人の利益に適合する方法で管理することが定められている．

　現在は日本老年医学会が策定した「高齢者の摂食嚥下障害に対する人工的な水分・栄養補給法の導入をめぐる意思決定プロセスの整備とガイドライン」（2012）に沿って行動することが勧められるようになった．このガイドラインは「倫理的妥当性は，関係者が適切な意思決定プロセスをたどることによって確保される．加えて，適切な意思決定プロセスを経て決定・選択されたことについては，法的にも責を問われるべきではない」と述べている．このように個人の死はもはや純粋に私的な問題ではなく，公的な政策決定が要請される問題になっている．

C.　医療費と倫理

　人命は地球より重いという従来の倫理感によって，特に三次医療*に際限なく医療費が消費されてきた．そのため高齢者医療介護費が国の税収に近い40兆円を超え，健康保険財政は危機に陥り，国の財政赤字も千百兆円となった．巨額の医療費は本来ならば健全な社会全体の必要経費を脅かして医療改革が不可避となった．診療報酬は日本では，検査，投薬，処置などの合計額を支払う出来高払いであったために，病院の収入を増すため「検査漬け」，「薬漬け」が起きやすい．そこで，疾患ごとに総額を定める包括払いが特定病院，老人施設で試みられた．そうすると包括払いならば診療の手抜きが起こりうる．いかなる制度も医療者の倫理感なしには正しい運用はできない．

*一次医療は，かかりつけ医などでの初期治療，健康管理をいう．二次医療は地域の中核病院での入院や専門外来，三次医療は大規模病院での特殊・先進的医療をいう．

5. プロフェッショナリズム

　日本栄養改善学会が提案している「管理栄養士養成課程におけるモデルコアカリキュラム」や管理栄養士国家試験出題基準には明記されていないが，医師をはじめ多くの医療職が持っている，あるいは持つことを自ずとあるいは社会から期待されるプロフェッショナリズムを紹介する．管理栄養士・栄養士の中でも，特に医療分野に従事する際に，共有できる部分が多い．明示的な言葉や行動の背後にあるもの——内的なそしてダイナミックな原動力——はプロフェッショナリズムの重要な要素である．

5.1 プロフェッション（専門職）とは

　専門職とは，その技術や知識が一般の人々には簡単に習得できない仕事，あるいはそれに従事する者をさし，英語ではプロフェッション（profession）である（図5.1）．プロフェッションは専門職の集団をさすこともある．形容詞形のプロフェッショナル（professional）は，専門職の個人，一人ひとりをさす名詞として使用もされ，これがプロフェッショナルの○○というように使われている．たとえば，イチローのような野球選手は，優れた技能を持ち，こだわり抜いた生き方を私たちに明示してくれる本当にプロだ，プロフェッショナルだと世間でも賛美される．筆者は，医学科でのプロフェッショナリズムの授業の始めには，ラーメン職人と医師のプロとしての共通点と相違点を話題にして，理解の一助としている．さて，

図5.1　プロフェッショナリズム

プロフェッション profession	プロフェッショナル professional	プロフェッショナリズム professionalism
専門職 専門職集団	専門職個人（名詞として） 専門職の（形容詞として）	専門職集団のあり方 専門職一人ひとりのあり方

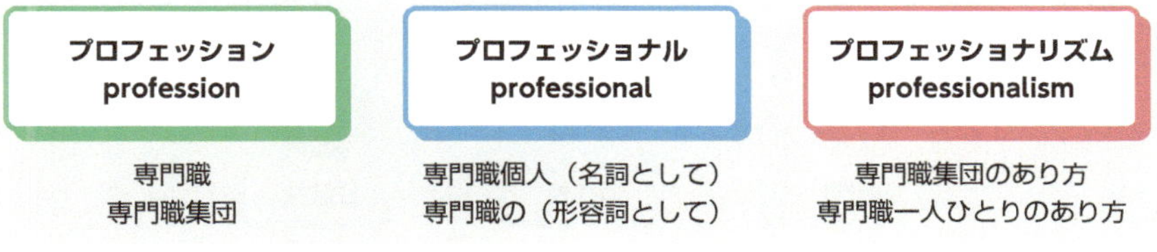

各種医療職をはじめ，建築士，弁護士，会計士……など資格や免許が社会的に与えられるような専門職は，プロと呼ばれる．スポーツ選手やラーメンの名職人とまったく同じであろうか？　このような疑問を持ちながらこれからの項を読み進んでほしい．単なる知識や技術の卓越性だけでなく，いろいろな要素があることがわかるであろう．

　もちろん共通するものもある．かなり古い話になってしまったが，2005年11月ごろに発覚した「姉歯問題」（一級建築士が虚偽の構造計算をして，建築物の耐震性を著しく劣化させた建物の建築に手を貸した事件）で浮き彫りになったように，素人には簡単に習得できない仕事に従事し，免許などにより特別な地位と独占性が認められている専門職には，職業倫理の確立と尊重が強く求められている．このことをまず心に留めてほしい．建築士については古くからハンムラビ法典に「もし建設された家屋が崩壊し，家長を死に至らしめしときは，建築家は死刑に処せられ，死亡せし者が家長の子であるときは，建築家の子が死刑に処せられる」との記載があるといわれている．

5.2 医療専門職（medical profession）とは

　医師のプロフェッショナリズムについて多くの著作を出版しているカナダのCruess S.R.ら（2002）は，プロフェッション（専門職）を，以下のように定義している．

　「複雑な知識体系への精通，および熟練した技能の上に成り立つ労働を核とする職業であり，複数の科学領域の知識あるいはその修得，ないしその科学を基盤とする実務が，自分以外の他者への奉仕に用いられる天職である．そして，その構成員は，自らの力量，誠実さ，道徳，利他的奉仕，および自らの関与する分野における公益増進に対して全力で貢献する意志（commitment）を公約（profess）する．この意志とその実践は，プロフェッションと社会の間の社会契約（social contract）の基礎となり，その見返りにプロフェッションに対して実務における自律性（autonomy）と自己規制（self-regulation）の特権が与えられる．」

　さらに熊本大学教授の田中朋弘氏は専門職を特徴づける態度を整理し，次のよ

図 5.2　専門職の属性

脳
専門性

心
道徳性

手
公益性

うに3つの属性にまとめている(図5.2).①技能や知識など専門的な能力を重視し，素人にはできないよい仕事をしようとする「専門性」，②仕事に関する道徳的な責務を尊重し，現状に満足せずより高みをめざす「道徳性」，③仕事を単なる金儲けの手段とはせず，社会に対して有益な貢献をなすものとみなす「公益性」である．

　一般的に言う，専門職には①の専門性に重点があるように見える場合も多いが，医療専門職は②の道徳性にも③の公益性にも力点がある業種と考えられる．さらに後述するが，医療には不確定要素も多く，また価値判断も状況によって動くのでこれらに対する対応も重要である．

5.3 | プロフェッショナリズム (professionalism) とは

　専門職としてのあり方がプロフェッショナリズムということになる．イズムは行為，特性，主義，傾向などをさすもので，専門職の総体的な行為・意志ということになる．もっというと，個人的な理解，リフレクション(振り返り，省察)，思慮深い行為により獲得されねばならない社会的な成長をするプロセスである．プロフェッショナリズムという言葉には，専門職個人のあり方をさす場合と専門職集団のあり方をさす場合がある(図5.1参照)．

　職業倫理の確立と尊重が強く求められている専門職にも，その種類によって考慮すべき範囲や社会から許容される範囲に相違がある．たとえば日本の弁護士は，弁護士法で極めて高度な自律性を認められ，弁護士会に所属して，その規律に服するが，弁護士会には監督官庁がなく弁護士自治と呼ばれる．医師は医師法で名称独占・業務独占が認められている代わりに，いわば公共財としてのさまざまな義務(応召義務など)もある．

　医師のプロフェッショナリズムはどのようなものを具体的にさしているのであろうか．患者・社会からの信頼を維持するための価値観，倫理観，態度，行動などの総体をさすようであるが，なかなか統一した見解は得られていない．態度，行動といった表面にあらわれるものと，そのもとにある内的な価値観，倫理観を含んでいる．外的なものだけをさすとする意見と，内的なものをも含むとする意見などさまざまあるのが現状である．

5.4 | 医師のプロフェッショナリズムの具体的な内容と医療関連職

　社会や患者・家族から，医師に対して時として両立し難い，多面的な期待がある．カナダ内科・外科医協会がCanMEDS 2015として，医師のさまざまな場面

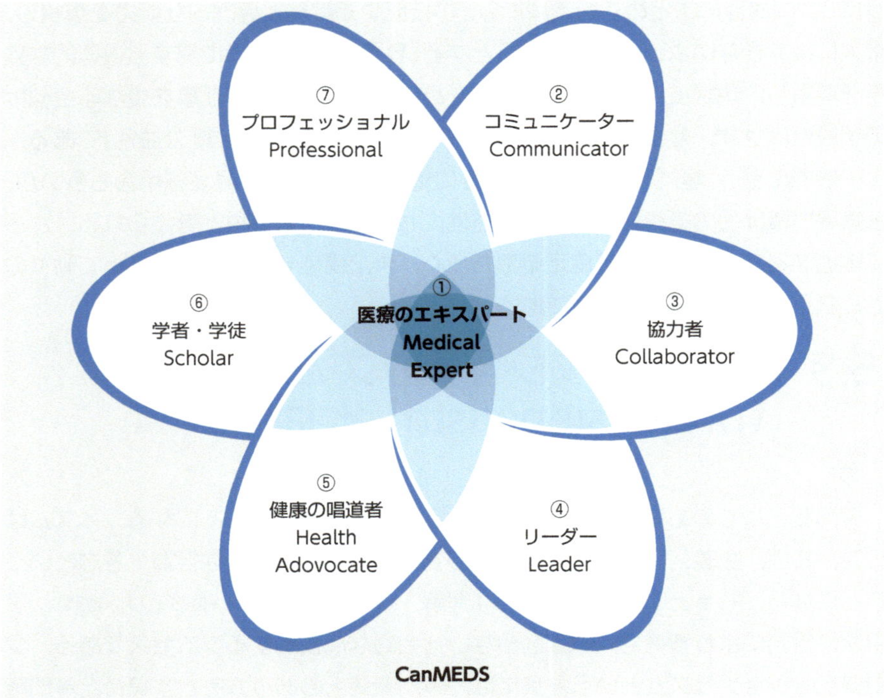

図5.3 カナダ内科・外科医協会のCanMEDS 2015

図5.3 カナダ内科・外科医協会のCanMEDS 2015

の役割を，①医療のエキスパート（medical expert），②コミュニケーター（communicator），③協力者(collaborator)，④リーダー（leader），⑤健康の唱道者(health advocate)，⑥学者・学徒(scholar)，⑦プロフェッショナル(professional)であることの7つを示している（図5.3）．そして，「医師は倫理的な診療行動，専門職集団主導の規制，さらには高い人格的行動規範を通して，個々人のあるいは社会の健康と安寧にかかわる」（筆者拙訳）とし，これをプロフェッショナルの定義としている.

　さて，プロフェッショナリズムには具体的にどのような要素があるのか，Arnold L.とStern D.T.（2006）が示したプロフェッショナリズムの定義は，神殿の図で示され，臨床能力，コミュニケーションスキル，倫理的，法律的解釈の土台の上に，卓越性，人間性，説明責任，利他主義の4つの柱が立ち，屋根となるプロフェッショナリズムを支えている（図5.4）．また，欧米内科3学会・組織合同は，「新ミレニアムにおける医のプロフェッショナリズム：医師憲章」（2002）を作成し，明確にプロフェッショナリズムの具体的な内容を，3つの原則と10の責務として提示している．この憲章はその後多くの国々や学会で適切と承認されている（表5.1）.

　これらの行動やそれを持続・深化させていく気概全体をプロフェショナリズムとしてもよいのではないか.

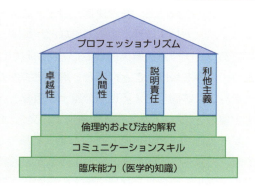

図5.4 プロフェッショナリズムの定義
[David Thomas Stern, Measuring Medical Professionalism, p.19, Oxford University Press (2006)]

表5.1 医師憲章
[欧米内科3学会・組織合同, 新ミレニアムにおける医のプロフェッショナリズム: 医師憲章 (2002)]

3つの原則	①患者の福利優先の原則
	②患者の自律性 (autonomy) に関する原則
	③社会正義 (social justice, 公正性) の原則
10の責務	①プロフェッショナルとしての能力に関する責務
	②患者に対して正直である責務
	③患者情報を守秘する責務
	④患者との適切な関係を維持する責務
	⑤医療の質を向上させる責務
	⑥医療へのアクセスを向上させる責務
	⑦有限の医療資源の適正配置に関する責務
	⑧科学的な知識に関する責務 (科学的根拠に基づいた医療)
	⑨利害衝突 (利益相反) に対し適切に対処して信頼を維持する責務
	⑩プロフェッショナル (専門職) の責任を果たす責務 (仲間や後進の育成など)

　プロフェッショナリズムを具体的な行動を示しているものと考える向きもある. また, 倫理綱領の背景にあるものと考える向きもある.

5.5 ｜ 医療実践にあたって

　医療専門職個々人や専門職集団に対し, 社会は何を求め, 何をもってプロと認識するのであろうか?　まずは適切で安全な医療の提供であろうと考えられる. これがプロの前提条件ともいえるのではないか. 現代の医療は, 特別な場合を除けば, ほとんどがチーム医療といってよいため, 医療専門職のプロとは, 効果的なチームを構成し, 適切安全な医療を提供する一員であるということになる. このために最初に必須とされるのは, 前段で述べた専門性 (卓越性) のスキル (テクニカルスキル) とともに, チーム医療を行うためのスキル (ノンテクニカルスキル) である.

ノンテクニカルスキルには，状況認識，意思決定，コミュニケーション，チーム
ワーク，リーダーシップ，ストレス管理，疲労対処などが挙げられる．これらは
認知能力や対人能力であり，チーム医療実践の中で，何かおかしいと感じたとき
にメンバーがタイムリーに声を挙げることができ，声や気づきによって適切に実
践が進んでいくことを互いに感謝しあえる現場の風土が重要となる．

　これらのスキルの重要性を認識し，あるべき医療現場の文化・風土作りにコミッ
トすることが，よいチーム医療を提供することになる．前段で述べた専門性（卓
越性），人間性（共感性），社会への説明責任，利他主義などの医療専門職の資質を
備え，ノンテクニカルスキルも発揮しながら，現実の場面で医療を適切に提供す
ることができるのが，現代の医療専門職のプロなのであろう．

　プロフェッショナリズムとは何をさすかについて，米国専門医認定機構
（American Board of Medical Specialities：ABMS）は，プロフェッショナリズムを考
える際には，単なる価値観や行動のリストを挙げることではなく，システムとし
てのプロ集団のあり方，よりよいチーム医療を届けることがその目的であること
をまず認識するべきであると述べている．そして信念体系こそがプロフェッショ
ナリズムだと述べているほどである．

5.6 管理栄養士・栄養士が実際の医療現場で活動する際に留意すべきこと

　実際のところ，医療者は深刻で複雑な臨床現場に近ければ近いほどプロフェッ
ショナルとして迷うことが多くなるといえよう．管理栄養士の職場や関与する仕
事が定型的な専門分野のみで，説明・解説などの仕事のみが求められている職場
であれば，迷うことは少ないように思う．しかし患者の生死・あるいは生活の質
などの判断に深くかかわるような立場・役割にある場面では，看護師や医師に近
い感覚を持たなければならない．医療の中に深くかかわると，その場・その場で，
自分は個々の医療遂行にどのような役割が望まれているかの自覚が重要になる．

A. 高みをめざす努力

　適切な医療を提供するとはいっても，不確定要素が多くあり，医療は「複雑系」
の産業である．現場では柔軟性のある，個別的対応が重要である．同じような場
面でも，一見対策や方針が違って見えることもある，この「正解のない」状況への
対応を支える物事のとらえ方は非常に重要であるが，大変難しい．そのようなと
きには，
①「正反対のことを考えながら，仕事ができること」を心がけるべきである．

　こうすれば良いかもしれないが，あるいはひょっとしたら悪いのかも知れない

といったような，相反する気持ちを持ちながら，あるいは反対の気持ちがあることを許しながら，仕事をやっていくことができるのも大切だと思う．「知性が一級かどうかは，2つの正反対の考えを同時に抱きつつ活動できるか否かでわかる（フィッツジェラルド，米国作家）」．混迷の中でも一定の方向性をつけられることがプロフェッショナルなのである．

　また，

②多様な見方ができ，距離感の調整ができることも大切である．

　「すべての立場に一理ある（アンソニー・ウエストン，米国哲学者）」

　さらには，

③利他主義は結局自分にも返ってくることを信じること．

　利他主義と自己犠牲は同義ではない．人のためになることをすることである．人のために何かをなすことは，すぐに目には見えなくてもやがて回りまわって結局自分に返ってくる．いわば互恵的な利他主義である．もちろん人間の本性はすべて善とは限らない．

④人間の本性との折り合いをつけること．

　プロフェッション（専門職）として活動していくとき，自己の利益とぶつかることがある．人生の中でも利益相反はついて回る．人間の本性には「自己の利益追求の営み」がきっとあるのであろうが，医療提供の際は，どうすべきか，専門職として何が望まれているのかを常に振り返り，折り合いをつけることが重要ではないかと考えられる．

　しかし，人間である以上，うまくいかないこともあるし，時間の制約や資源の制約で知らないうちにやらねばならないこととは違うように進んでいる（ラプス，逸脱）こともあるかもしれない．そのような活動をしっかり振り返り，高みをめざす姿勢を持つことが最もコアの部分であり，このことがプロフェッショナルとして重要であると考えられる．違う言い方をすると，プロの仕事は素人と違い，それなりの卓越性あるいはある標準以上のものでなくてはならないが，その一定の到達レベルに安住することなく，結果やプロセスを見直し，さらに高みをめざす努力を重ねること，その姿勢を持ち続けることが真のプロ根性なのだと考えられる．

B.　自身を振り返り，あるべき姿を考える

　医師の多くが臨床医をめざすのだが，管理栄養士・栄養士の職場は分野が広く，深刻で複雑な医療現場にはまり込む割合は多くないかもしれない．しかし，医師，看護師など，より患者に近いところにいる医療職の，迷いや一見あいまいな言動を目にあるいは耳にした際は，ぜひ想像力を持って理解を望みたい．そして，マザーテレサ（1910 ～ 1997年）の言葉を掲げることで，この章のまとめとしたい．

自分を常に振り返り，あるべき姿を考え続けること，それが，行動，習慣，性格となり，医療専門職としての人生にきっとなるであろう.

思考に気をつけなさい，それはいつか言葉になるから.
言葉に気をつけなさい，それはいつか行動になるから.
行動に気をつけなさい，それはいつか習慣になるから.
習慣に気をつけなさい，それはいつか性格になるから.
性格に気をつけなさい，それはいつか運命になるから.

6. 職業倫理

　職業倫理とは，その職業についている人に求められる倫理のことであるが，それぞれの職務，立場における責務と言い換えることができるだろう．つまり，ある職業に就いている人々やその組織，たとえば管理栄養士・栄養士とその管理栄養士・栄養士が所属する職場や団体が，社会的な役割や責任を果たすうえで必要とされる行動基準，行動規範といわれるものが職業倫理の具体的な内容となる．各職能団体が倫理綱領などとして制定しており，「何を目標として，どのように働くべきか」を提示している．

6.1 職場倫理と職業倫理

　職業とは「日常従事する業務．生計を立てる仕事．生業．なりわい」(『広辞苑』岩波書店)であり，倫理とは「人倫の道．実際道徳の規範となる原理．道徳」(『広辞苑』岩波書店)であるから，職業倫理とは，正しい就業をめざす概念であるといえる．

　人は「社会」の中で生活しており，その社会は多数の人々によって構築される．したがって，当然そこには人間同士のかかわり，人間関係が存在する．この人間関係を良好に保つには，個を認めつつ，互いに理解し合うことが大切であり，職場という空間における相互理解に職場倫理が重要な役割を果たす．

　5章において「プロフェッショナリズム」が取り上げられている．プロフェッショナルとは，専門職の人々のことであるが，それは誰でもできることではなく，きちんとした訓練を受け，場合によっては試験などによって資格・免許が規定され，特別な地位や独占性が認められ，そのことを十分に理解し，科学的な根拠に基づいて業務に携わる人々である．その意識が「プロフェッション」(公益性，公共性)としての基盤となる．その専門性，公益性，道徳性を支える中核が職業倫理であると言っても過言ではない．

6.2 さまざまな職種における職業倫理が集合する職場倫理

　さまざまな業種（産業）にさまざまな職種が存在する．したがって，それぞれの業種，職種に立脚した職業倫理が存在する．すなわち，職業倫理は画一的なものではなく，個々の職種における特性が反映されなければならない．たとえば，医師，看護師，薬剤師，理学療法士，管理栄養士・栄養士，介護福祉士，社会福祉士といった医療にかかわる職種のみならず，弁護士，公認会計士，証券アナリストといったさまざまな職種において職業倫理が規定されている．

　病院では，さまざまな医療職の集合体である団体としての職場倫理が提示されており（表6.1），適切な社会活動を展開するうえで，さまざまな職業倫理が集合した職場倫理が重要である．自分の専門性を持った職種における職業倫理はもちろんのこと，関係する，あるいは連携する他の職種の職業倫理も理解し，そしてそれらが組み合わさって構成される組織全体としての職場倫理を理解することも必要になる（図6.1）．

　職業倫理を学ぶことは，簡潔に言えば，自分のめざす職種のあるべき姿を知る，考えることであり，最も基本的な原点をなす土台である．各人が願う，自らの就業内容，就業施設，就業環境には，必ずその場の職業倫理が伴う．職種に対する単なる憧れや自己解釈を規制し，全人が心地よく就業するためのあり方を学ぶこ

表 6.1　病院が加入する団体の倫理綱領の例
全日本病院協会「病院の行動基準（倫理綱領）」
「全日本病院協会（全日病）は，関係者との信頼関係に基づいて，病院経営の質の向上に努め，良質，効率的かつ組織的な医療の提供を通して，社会の健康および福祉の増進を図ることを使命とする」
私たち（全日病会員）の病院は 　公正な医療を提供します． 　医療の質の向上に努めます． 　患者や家族との信頼関係に基づいた医療を提供します． 　患者志向の医療を提供します． 　安心して医療を提供し，安心して医療を受けることができる体制を創ります． 　社会の一員としての責任を果たします．
日本病院会「倫理綱領」（2012 年策定，2016 年改定）
「我々は人格の陶冶に努め，社会正義を重んじ，より良い医療を追求する組織を目指し，病院医療を通じて，日本が生きがいのある健全な社会になるよう病院人として実行すべき規範を定める」
1. 我々は知識と技術の習得に励み，温かな心をもって医療の質の向上に努める． 2. 我々は患者の権利と自律性を尊重し，患者の視点に立った医療を行う．また権利には義務が伴うこと並びに医療の不確実性について患者に理解を求める． 3. 我々は診療情報を適正に記録・管理し，開示請求には原則として応じる． 4. 我々は地域の医療・保健・介護・福祉を包括的に推進するとともに，関係諸機関・施設等との連携・協力関係を構築する． 5. 我々は人の自然な死に思いをいたし，緩和医療を推進し，誰もが受容しうる終末期医療を目指す．

図 6.1　さまざまな職種における職業倫理と職場倫理

A病院を例にした，組織（団体）全体としての職場倫理と，病院を構成するさまざまな職種における個々の職業倫理．個々を互いに理解し，また全体と個々の関連性，整合性を正しく理解することが必要であり，重要である．

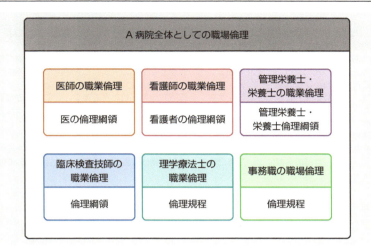

表 6.2　医の倫理綱領
[日本医師会，2000]

医学および医療は，病める人の治療はもとより，人びとの健康の維持もしくは増進を図るもので，医師は責任の重大性を認識し，人類愛を基にすべての人に奉仕するものである．

1. 医師は生涯学習の精神を保ち，つねに医学の知識と技術の習得に努めるとともに，その進歩・発展に尽くす．
2. 医師はこの職業の尊厳と責任を自覚し，教養を深め，人格を高めるように心掛ける．
3. 医師は医療を受ける人びとの人格を尊重し，やさしい心で接するとともに，医療内容についてよく説明し，信頼を得るように努める．
4. 医師は互いに尊敬し，医療関係者と協力して医療に尽くす．
5. 医師は医療の公共性を重んじ，医療を通じて社会の発展に尽くすとともに，法規範の遵守および法秩序に努める．
6. 医師は医業にあたって営利を目的としない．

注：この倫理綱領に基づき，「医師の責務」，「終末医療」，「生殖医療」，「人を対象とする研究と先端医療」の4章からなる医師の職業倫理指針が制定されている．

とが大切である．

　管理栄養士・栄養士の就業分野は，医療分野，学校健康教育分野，勤労者支援分野，研究教育分野，公衆衛生分野，地域活動分野，福祉分野と幅広い．医療分野でチーム医療としてかかわる際には，医師の職業倫理「医の倫理綱領」（表6.2），看護師の職業倫理「看護者の倫理綱領」（表6.3）をはじめ，各職種の倫理綱領と，管理栄養士・栄養士の倫理綱領を比較して役立ててほしい．

6.3 ｜ 管理栄養士・栄養士における倫理綱領

　公益社団法人「日本栄養士会」は，管理栄養士・栄養士の職業倫理として「管理栄養士・栄養士倫理綱領」を制定している．管理栄養士・栄養士が，「栄養の指導」を実践する専門職としての使命と責務を自覚し，その職能の発揮に努めることを社会に対して明示するものとして，倫理綱領と倫理綱領注釈からなる（表6.4）．

表 6.3　看護者の倫理綱領
[日本看護協会, 2003]

前文
人々は，人間としての尊厳を維持し，健康で幸福であることを願っている．看護は，このような人間の普遍的なニーズに応え，人々の健康な生活の実現に貢献することを使命としている．
看護は，あらゆる年代の個人，家族，集団，地域社会を対象とし，健康の保持増進，疾病の予防，健康の回復，苦痛の緩和を行い，生涯を通してその最期まで，その人らしく生を全うできるように援助を行うことを目的としている．
看護者は，看護職の免許によって看護を実践する権限を与えられた者であり，その社会的な責務を果たすため，看護の実践にあたっては，人々の生きる権利，尊厳を保つ権利，敬意のこもった看護を受ける権利，平等な看護を受ける権利などの人権を尊重することが求められる．
日本看護協会の『看護者の倫理綱領』は，病院，地域，学校，教育・研究機関，行政機関など，あらゆる場で実践を行う看護者を対象とした行動指針であり，自己の実践を振り返る際の基盤を提供するものである．また，看護の実践について専門職として引き受ける責任の範囲を，社会に対して明示するものである．

条文
1. 看護者は，人間の生命，人間としての尊厳及び権利を尊重する．
2. 看護者は，国籍，人種・民族，宗教，信条，年齢，性別及び性的指向，社会的地位，経済的状態，ライフスタイル，健康問題の性質にかかわらず，対象となる人々に平等に看護を提供する．
3. 看護者は，対象となる人々との間に信頼関係を築き，その信頼関係に基づいて看護を提供する．
4. 看護者は，人々の知る権利及び自己決定の権利を尊重し，その権利を擁護する．
5. 看護者は，守秘義務を遵守し，個人情報の保護に努めるとともに，これを他者と共有する場合は適切な判断のもとに行う．
6. 看護者は，対象となる人々への看護が阻害されているときや危険にさらされているときは，人々を保護し安全を確保する．
7. 看護者は，自己の責任と能力を的確に認識し，実施した看護について個人としての責任をもつ．
8. 看護者は，常に，個人の責任として継続学習による能力の維持・開発に努める．
9. 看護者は，他の看護者及び保健医療福祉関係者とともに協働して看護を提供する．
10. 看護者は，より質の高い看護を行うために，看護実践，看護管理，看護教育，看護研究の望ましい基準を設定し，実施する．
11. 看護者は，研究や実践を通して，専門的知識・技術の創造と開発に努め，看護学の発展に寄与する．
12. 看護者は，より質の高い看護を行うために，看護者自身の心身の健康の保持増進に努める．
13. 看護者は，社会の人々の信頼を得るように，個人としての品行を常に高く維持する．
14. 看護者は，人々がよりよい健康を獲得していくために，環境の問題について社会と責任を共有する．
15. 看護者は，専門職組織を通じて，看護の質を高めるための制度の確立に参画し，よりよい社会づくりに貢献する．

注：さらにこの 15 の綱領についての詳細を記した「解説」が示されている（略）．

A.　「栄養の指導」の目的，目標

　管理栄養士・栄養士の職能として「栄養の指導」が明記されている．その栄養の指導の目的，目標は，単に食物摂取や摂取エネルギー量の問題だけではなく，さらに健康維持，推進，疾病の予防・治療・重症化予防・虚弱支援実践の基本を構築することとされている．したがって，栄養に関する専門的な知識，技能に加え，さらに栄養と関連する疾病や栄養がかかわる疾病治療などの医学的な知識も求められることになる．

　たとえば，糖尿病患者の食事療法を考えた場合に，単純にエネルギー制限を考えるだけではなく，糖尿病という疾患に関する基礎知識が必要になり，そのうえで「なぜエネルギー制限が必要なのか」といった科学的根拠についても理解する必要がある．そして，患者の将来，つまり「生活の質」（quality of life：QOL）へも想

表 6.4　管理栄養士・栄養士倫理綱領
［日本栄養士会，2002年制定，2014年改定］

本倫理綱領は，すべての人びとの「自己実現をめざし，健やかによりよく生きる」とのニーズに応え，管理栄養士・栄養士が，「栄養の指導」を実践する専門職としての使命 1) と責務 2) を自覚し，その職能 3) の発揮に努めることを社会に対して明示するものである。

1) 管理栄養士・栄養士は，保健，医療，福祉及び教育等の分野において，専門職として，この職業の尊厳と責任を自覚し，科学的根拠に裏づけられかつ高度な技術をもって行う「栄養の指導」を実践し，公衆衛生の向上に尽くす．

2) 管理栄養士・栄養士は，人びとの人権・人格を尊重し，良心と愛情を持って接するとともに，「栄養の指導」についてよく説明し，信頼を得るように努める．また，互いに尊敬し，同僚及び他の関係者とともに協働してすべての人びとのニーズに応える．

3) 管理栄養士・栄養士は，その免許によって「栄養の指導」を実践する権限を与えられた者であり，法規範の遵守及び法秩序の形成に努め，常に自らを律し，職能の発揮に努める．また，生涯にわたり高い知識と技術水準を維持・向上するよう積極的に研鑽し，人格を高める．

管理栄養士・栄養士倫理綱領注釈

1) 管理栄養士・栄養士の使命
管理栄養士・栄養士は，日本栄養士会に所属し，すべての人びとの「自己実現をめざし，健やかによりよく生きる」とのニーズに応え，保健，医療，福祉及び教育等の分野において，専門職として，この職業の尊厳と責任を自覚し，科学的根拠に裏づけられ，かつ高度な技術をもって行う「栄養の指導」を実践し，もって，公衆衛生の向上に寄与することを使命とする．

2) 管理栄養士・栄養士の責務
管理栄養士・栄養士は，その免許によって「栄養の指導」を実践する権限を与えられている者であり，実践にあたっては，人びとの生きる権利，尊厳を保つ権利，等しく支援を受ける権利など人権を尊重することが求められる．また，人びとの自己決定権とインフォームド・コンセントを尊重するとともに，科学的根拠に裏づけられた望ましい基準を設定し，持てる限りのよりよい質の高い「栄養の指導」を行い，生命環境の問題について社会に貢献する．社会の期待と信頼に応えるため，自らの心身の健康の保持・増進に努め，常に人格の陶冶及び関係法を遵守する．さらに，生涯にわたり高い知識と技術の水準を維持するよう積極的に研鑽するとともに，先人の業績を顕彰し，後進の育成に努める．職務遂行にあたって，品位と信用を損なう行為，信義にもとる行為をしてはならない．また，職務上知り得た個人情報の保護に努め，守秘義務を遵守しなければならない．

3) 管理栄養士・栄養士の職能（栄養の指導）
管理栄養士・栄養士の固有の業務は，「栄養の指導」である．「栄養の指導」は，健康の維持・増進，疾病の予防・治療・重症化予防及び介護予防・虚弱支援を実践するための基本となるものであり，個人及び集団を対象とし，栄養の評価・診断・計画に基づいた栄養食事療法・情報提供・食環境整備・食育活動等により，生涯をとおしてその人らしく生を全うできるように支援することである．

いを寄せた配慮，対応が求められており，それが管理栄養士・栄養士の「責務」，すなわち栄養の指導の目的，目標にもなる．

したがって，つねにさまざまなことを学ぶ姿勢が重要である．多くの医療職では「生涯学習」，「生涯教育」が実施されている昨今であるが，管理栄養士・栄養士においても，その職を続ける限りは，同様である．

B.　他分野の理解と連携

管理栄養士・栄養士倫理綱領で，保健，医療，福祉および教育などの分野において，専門職として貢献すると掲げられている．すなわち，これらの分野，職域において管理栄養士・栄養士の専門職の立場での役割があることを意味し，さらにこれらの分野，職域に関与する他の職業とその職業倫理を理解し，互いに協調性をもってある1つの組織，団体を構築しなければならないということである．

これらの中には，保健師，医師，看護師，介護福祉士，社会福祉士，教師といった専門職と，事務業務を支える事務職まで多彩な職種の連合によって実際の組織，団体は構成されている．こういった関連分野に関する基本的な知識や技術についての理解が求められることもある．それらの関連分野の知識や技術を参考に，自分の主たる職域に関して，その職域だけに限った考え方から，関連分野の知識や技術と連動した柔軟性のある専門職としての知識や技術を高める研究心も重要な心構えとなる．

　このような相互の努力と理解によって，初めて実践的な「チーム」が構築される．近年では，ある職種が単独で行動する様式から，さまざまな職種がそれぞれの専門性をもって協力し合うチームでの対応が求められる．たとえば「チーム医療」では，「医療」を行うに際して，医師，看護師，薬剤師，検査技師，理学療法士，作業療法士，管理栄養士・栄養士などがそれぞれの専門性を活かしつつ，円滑な理解と協調関係で1つの目的を果たすために力を出し合う．今後さらにチーム活動がさまざまな組織，団体で進むと考えられ，それぞれ個々の職種は柔軟性をもって相互理解と相乗効果を生み出す努力が大切である．

C.　教養と品格

　専門職の知識や技能を高める際に，広くさまざまな教養を高めることが大切である．「教養力」という言葉が用いられることがあるが，これは単に物事を幅広く知っているという知識の延長線ではなく，知識や経験に裏付けられた自分自身のしっかりとした物事のとらえ方，見方ができ，かつ実際に活用して行動できる力を意味する．

　管理栄養士・栄養士はおもに保健，医療，福祉，教育といった分野においてその活躍の場を示すことが多い．これらの分野では協働する職種，対象者も多様である．優れた教養力は，多角的な人間関係，対応を構築し，専門性を発揮するうえにおいて有力である．教養を身につけることは，そのまま，人間力を高める基礎にもなる．人間力とは，「知的能力要素」，「社会・対人関係力要素」，「自己制御的要素」の組合せととらえられる（内閣府「人間力戦略研究会報告書」）．

　知的能力要素とは，「基礎学力」，「専門的な知識・ノウハウ」を持ち，自らそれを継続的に高めていく力とされ，それらの上に応用力として構築される「論理的思考力」，「創造力」などとされている．社会・対人関係力的要素とは，「コミュニケーションスキル」，「リーダーシップ」，「公共心」，「規範意識」や「他者を尊重し切磋琢磨しながらお互いを高めあう力」などとされる．そして，自己制御的要素とは前述の要素を十分に発揮するための「意欲」，「忍耐力」や「自分らしい生き方や成功を追究する力」などと説明されている．

　これらの力を有するということは，人としての品格を意味し，己を知り，相手

を知り，謙虚な，しかし主体性，創造性をもって人々の幸福を導く格式を有することにつながる．このような品格をつねにめざして精進したいものである．

ところで，品格とは別に，私たちは「人格」という言葉もしばしば用いる．人格は，「道徳的行為の主体としての個人．自立的意志を有し，自己決定的であるところの個人」（『広辞苑』岩波書店）と説明される．つまり，自らの独立した考え，意志を有し，それをもって行動する個人ということになる．これは，各個人が有する，誰にも侵害されることがあってはいけない「個」の世界を意味する．したがって，人格はそれぞれ個人の固有のものであり，これを理解し，認め合うことが必要である．仮に自らの人格と異なる性質のものがあったとしても，それを自己の判断基準で勝手に否定することはできない．それぞれの人格を認識し，尊重することによって，調和が成り立ち，さらに信頼関係が生み出される．この理解力も職業倫理の1つとして求められるものである．

D. 科学的根拠

管理栄養士・栄養士倫理綱領には，たびたび「科学的根拠」という言葉が出てくる．これは，漠然とした個人的経験，伝統，憶測，推測などを根拠とするのではなく，きちんとした証拠に基づいた（あるいは統計学的な検定を経た）科学的な理由，根拠が必要であるということを強く求めているからである．

医療分野において，たとえば，患者の中には難病を抱え，藁にもすがりたい思いを持つ人も多数いる．そんな患者の思いにつけ込み，根拠もなく，「これは医学界では認められていないが，実際には多くの人が助けられた特別な薬」などと称し，蔓延する詐欺の事例や，さまざまな種類のダイエット法，育毛剤の宣伝など，きちんとした証拠，根拠に基づいているのか疑問を有するものが多々見受けられることがある．もちろん，中にはきちんと論理展開が確立しているものもあるが，理由もほとんどなく，ただ「効いた！」といった宣伝がなされているケースも見受けられる．弱みにつけ込むことは，それ自体が，公平性を欠き，まさに職業倫理から外れた行為といえよう．そういったことのないように，正しい理由，理屈，根拠を示し，万人に対して共通性があり，正しい効果のある対応を行うことが大切である．

E. 情報公開，守秘義務

近年，職務に関する事柄は，積極的に公開し，できる限りの透明性を求められるようになっている．これは，国民の知る権利に則り，またさまざまな職業における諸活動について，国民に説明し理解を得る責務が職業倫理の1つとしてあるからである．

一方，職務遂行にあたって得られた個人や組織，団体などの権利・利益や，国

ダイエットを科学的根拠によって考える

ちまたにはさまざまなダイエット法が提唱されている．ダイエットに関する問題を挙げてみよう．

ヒトの身体はエネルギーを補給し，そのエネルギーを使って活動を行う．したがって，極めて単純に考えれば，摂取エネルギー＞消費エネルギーであれば，余分なエネルギーは蓄積し，肥満となる．一方，摂取エネルギー＜消費エネルギーであれば痩せていく．摂取エネルギー＝消費エネルギーとなるバランスよい生活習慣がよいことは，簡単な算数的考察で誰でもが理解できることである．しかし，現実には肥満で悩む人にとってダイエットは大きな関心事となり，管理栄養士・栄養士にとっても重要な課題であろう．

たとえば一切の食物を絶つ，つまり絶食を行えば，摂取エネルギーは0になり，消費エネルギーのみ加算されるので，痩せるのは当たり前のことになる．ただし，この場合，日々の活動に必要なエネルギーがまったく入らず，いわば「貯金」の切り崩しによってのみ身体が対応している状態なので，正常生活外の「非日常」や「無理」が生じるという一方の側面も理解しなければならない．ダイエットを行うにしても「日々の健康を維持しつつ」という前提が重要である．人々は「〜だけダイエット」とか「好きなだけ食べて，それでもダイエット」といった記載がある方法に興味を持ちやすいが，その場合に，日々の身体の健康維持を考慮したうえで，適切な，理にかなったしくみ，配慮がなされているかが大切な情報となり，これらを無視した方法では，健康科学全般の観点から，実は身体にとってはマイナスになるケースも多々あるはずである．

これらのことをすべて配慮し，身体にとって適切なダイエット，すなわち科学的根拠に則り，健康を害すことなく目的を果たせるように支援することが重要になる．きちんとした科学的根拠なしに，適当な概念で物事が進められると，身体の負担やアンバランスが生じて，かえってよくない結果を導くことがあるので，こと医療の世界にとってはこの科学的根拠は極めて重要な要素となることを忘れてはいけない．

の安全，公共の利益などを適切に保護する必要もある．すなわち得られた情報を開示しない合理的な理由が存在するときの保護である．

　つまり，情報公開の必要性と，その対象となる事柄および個人情報などの守秘義務を要する事柄の両方が職務の中には存在し，これらを混同することなく，正しく整理して，それぞれをバランスよく守ることが求められる．

　一例を挙げてみよう．ある医療組織において，糖尿病患者に対する治療の一環として，エネルギー摂取量計算，献立で栄養の指導をしているという情報は，広く社会に役立ち，歓迎される情報公開となる．そういった情報公開の中で「本医療組織（病院など）にて治療を受けている有名な女優のYさんもこの栄養の指導を受け，現在の健康を維持している」といった内容が，情報公開内容に組み込まれているとしたら，これは大きな問題となる．Yさんがこの医療組織（病院など）で治

療を受けていることはあくまでもYさんの個人情報であり，その内容を本人の了解なしに勝手に公開することは許されないことだからである．

　このように情報公開の重要性を理解する一方，個人情報などの守秘義務をも理解し，情報の扱いに敏感に対応できる能力を養うことは，管理栄養士・栄養士はもちろんのこと，特に医療系の職業に携わる者にとっては重要な課題である．また，情報公開と関連して対象者に対するインフォームド・コンセントの重要性も理解しておかなければならない．「インフォームド・コンセント」については10章を参照されたいが，ごく簡単にまとめると「医師など医療にかかわる専門職から十分な説明を受けたうえで，患者自身が正しく理解し納得して同意すること」である．したがって，インフォームド・コンセントは，正確には患者側の権利であり，医療関係者はそれに応えなければならない義務がある．管理栄養士・栄養士においても，まったく同様の考え方が，栄養の指導を行う対象者との間で成立することを理解しておかなければならない．

F.　社会への協力

　管理栄養士・栄養士が職業倫理をしっかりと理解し，自らの職務に励むこととともに，その職務の意義，意味を社会に情報発信し，社会の理解を得ることは，職業倫理をより高めるうえにおいても重要な課題である．医療あるいは管理栄養士・栄養士の専門的な職務に関するさまざまな知識や現状を広く社会に共有されることは，現場において働く者にとっても，働きやすい環境形成に役立ち，心地よい職場状況は健全な職業倫理を生み出すことにもつながる．

　また，管理栄養士・栄養士の専門的な職務に関する悩みや問題点を提起し，社会に対する教育啓蒙活動を行うことも，重要な業務になる．専門職の立場から，たとえばテレビ，新聞，雑誌，インターネットなどのメディアを通して専門的で正しい情報を提供すること，適切な発言を提供することなども職業内容の1つになることが多々ある．その際にはきちんとした科学的根拠を持った代表的な意見，情報を提供する努力が重要である．また，メディアを通して一般に伝わる事柄は影響力が大きいことも多いので，メディア側とも十分な打ち合わせを行い，意図と異なった内容が報道されないように注意を払うことも大切な業務の1つである．

　管理栄養士・栄養士は，医師や看護師などと同様に，所属している病院や学校などの組織，団体のみならず，地域全体の健康や公衆衛生の向上にかかわることも求められる．一般の人々に自分の有する専門知識を教育，啓蒙，指導していくことも重要である．したがって，「地域とのかかわり」をきちんと意識する能力を，常に高める姿勢も職業倫理として求められることを忘れてはいけない．

G. 学び続ける姿勢

　職業の専門性の内容，おかれた職場の環境，社会などは固定化されたものではなく，常に新規性を加えつつ変化する部分も多い．職業倫理，職場倫理も，時代によって刻々と変化することもある．私たちは，プロフェッションを高めること，つまり常に自分の職業における専門性の向上を意識し，状況を正しく把握し，社会に求められる，あるいは期待される最新の効果を発揮できるように，生涯にわたって学習を怠らぬことが求められる．「学び続ける姿勢」，これも職業倫理として重要なことといえる．

7. 臨床研究と倫理

　臨床研究とは，ヒトを対象として行われる医学研究のことである．18世紀から19世紀にかけて，ジェンナーによる種痘の人体実験や，パスツールによる狂犬病ワクチンの人体実験など，実験的な臨床研究が行われ始めた．現在では，病気の予防，診断，治療方法の改善や病気の原因の解明，患者の生活の質の向上などを目的として行われている．薬の効果を調べたり，新しい治療法を試すほか，栄養学に近いところでは，具体的には，生命活動，身体状況における「肥満者は2型糖尿病になりやすい」「魚を食べると心筋梗塞になりにくい」「朝食を食べると成績が上がる」などの因果関係（科学的知見）の正確さを検証し，健康増進，疾病予防などを通じて，ヒトの生活を豊かにしている．以前は研究における倫理は確立されていなかったが，現在ではかなり体系が整っている．

7.1　臨床研究の種類

　臨床研究には，臨床試験，治験があり，図7.1のような関係にある．臨床試験は，臨床研究のうち，薬剤，治療法，診断法，予防法などの安全性と有効性を評価することを目的としたもので，観察研究が主体である．治験は，臨床試験のうち，国から新薬や医療機器の製造販売の承認を得るために行われるもので，医師主導のものと製薬会社などの企業主導がある．

　臨床研究では，被験者，研究者，所属機関，研究資金提供者がかかわり，純粋に研究が行われるはずのものであるが，どこかで不正が生じるようでは，その研究を遂行するわけにはいかない．ここで，臨床研究における倫理が重要となる．臨床研究における倫理では，不正防止に大きな役割をもつが，それだけではなく，研究全体のメリット，デメリットを客観的にみるための大切な側面ももつ．

　なお，医学研究全体をみると，ヒトを対象とする臨床研究に対して，実験動物や培養細胞などを対象とする基礎研究がある．

図7.1　臨床研究

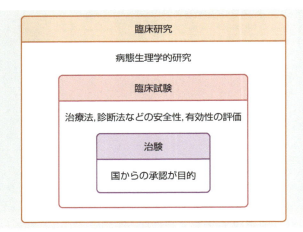

A.　臨床研究に関する倫理指針

　ヘルシンキ宣言(10章参照)は，世界医師会が出している「ヒトを対象とする医学研究の倫理原則」である．日本では，「個人情報の保護に関する法律」に準拠して，「人を対象とする医学系研究に関する倫理指針」をはじめ，10の臨床研究に関する指針が出されている(表3.1参照)．

　たとえば，「人を対象とする医学系研究に関する倫理指針」では，目的や基本方針のほか，研究者などの責務，研究計画書，倫理審査委員会，インフォームド・コンセント，個人情報および匿名加工情報，重篤な有害事象への対応，研究の信頼性確保が記載されている．

B.　臨床研究の流れ

　臨床研究や治験にかかわる医師や研究者は，「臨床研究に関する指針」の2008年改正により，臨床研究の実施に必要な講習などを受けることが義務付けられた．これをクリアすると，図7.2に示したような流れにより，臨床研究を開始することができる．

C.　研究データにみるノイズの種類

a.　エラーとバイアス

　(臨床)研究では生命現象における「ノイズ」を減少させてシグナルを抽出する必要がある．データは往々にしてノイズまみれである．

　実際の値と測定値との間にはしばしばノイズが入り，一致しない．代表的なノイズが「エラー」である．測定ミスとも表現され得る．機械であってもヒトであっても同一のものを繰り返し測定・判断する際，まったく同一の数値を出すことは

図 7.2　臨床研究のおもな流れ

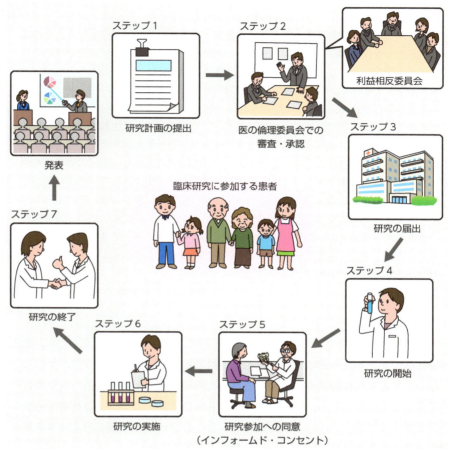

ステップ1
研究計画の提出

ステップ2
医の倫理委員会での
審査・承認

利益相反委員会

ステップ3
研究の届出

臨床研究に参加する患者

ステップ4
研究の開始

ステップ5
研究参加への同意
（インフォームド・コンセント）

ステップ6
研究の実施

ステップ7
研究の終了

発表

できない．時には大きく，時には小さく読んでしまうことになる．たとえば，実際の長さが10.5 mmの棒があり，それを普通の1 mmまでの目盛がある定規で測定する場合，10.3，10.4，10.6，10.7と測定されたら「エラーが発生した」という．

　一方，「バイアス」も測定ミスと表現されることもあるが，性状はまったく異なる．「バイアス」とは，研究者の思い込みによる，エラーと思われる範囲内での測定値の偏りである．10.5 mmの棒が，ある操作で長くなると思って研究している研究者は，実際には10.5 mmで変わらなかったとしても，10.6 mm，10.7 mmと読んでしまうのがバイアスである．11.0 mmと読んでしまえば，（後述する）改ざんとなるが，改ざんほどではない，測定エラーと言えなくはないレベルの偏りがバイアスである．当然，バイアスは，実際の値から一定の方向（上記の例だと大きい数値）に偏る．

バイアスの例

カフェイン摂取の計算能力に対する効果を調べる場合，コーヒーを飲む人とその隣でコーヒーを飲まない人において計算能力を調べると，飲んだ人は結果が求められていると思い込んでがんばり，飲まない人はいじけてゆっくり計算するのもバイアスである．そのため，カフェインなしのコーヒーとカフェイン入りのコーヒーとを用意する必要がある．カフェインなしのコーヒーのような有効成分の入っていないいわゆる「ニセ薬」「偽薬」がプラセボである．プラセボを使って比較の対照とすることは，被験者におけるバイアスを防止する研究方法であると言える．

研究者の測定にもバイアスは入りやすい．腹囲の測定でメジャーをどの程度強く引くかにより大きな差を生み得る．研究者が肥満に有効と思い込んでいる食材を摂っているとわかっている人では，強く引きたくなりはしないだろうか．このような測定者のバイアスを防止するのが，ブラインド手法である．測定者に患者の治療などの状況をあえて教えないのである．データにエラーが入る予防にはならないが，バイアスを減らすことはできる．コーヒーを飲む被験者にカフェインが入っているかどうかを教えない手法もブラインドである．

b. 他のノイズの原因

測定器の特性，(定常状態であってもある程度は常にある)変動，個人差，介入の順番や回数などもノイズの原因となる．ある食材の前後で計算問題の点数が伸びたことから，その食材が計算能力を向上させると結論できるだろうか？　有効成分を何も服用していなくても，同様の計算問題を繰り返すことで，ある程度は点数の伸びが期待できる．このような「順番効果」などのノイズが結論におよぼす影響を減少させる工夫も研究プロトコールに含めるべきである．

D. 臨床研究の種類

臨床研究の手法の分類として，観察的か介入的かに分類される(図7.3)．

a. 観察研究と介入研究

観察研究とは，(これも文字通り)研究者による介入がなく，被験者の諸状態を測定(観察)し，その相関から因果関係を検討する手法である．たとえば，朝食を摂取「している」被験者と「していない」被験者において，高次機能を比較検討する研究などである．分析研究と記述研究に分けることができる．

一方，介入研究では，研究者が被験者に薬剤，手術，栄養指導など，(疾病を含む)身体状況に影響し得ると思われる(文字通り)介入をする．たとえば,朝食を摂取「させる」ことによる，記憶力への影響を検討する研究などが含まれる．ランダム化比較試験と非ランダム化比較試験とに分けられる．

b. コホート研究と症例対照研究

分析研究のうち，空間的な広がりを研究するものを横断研究，時間的な経過で

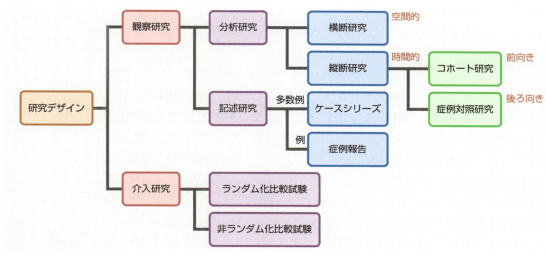

図 7.3　研究デザイン

研究するものを縦断研究という．縦断研究にはさらにコホート研究と症例対照研究がある．

　研究開始時点の後で起こるデータを取得するのが「前向き研究」で，コホート研究という．定義が明らかなヒト集団をコホート (cohort) という．必ずしも患者である必要はなく「閉経した健康な女性看護師48,470名」などもコホートである．たとえば，あるコホートにおいて，一定期間後の2型糖尿病の発生頻度を研究開始時点でのBMIごとに比較するのである．研究完成までに長時間かかるが，バイアスが入りにくく信頼度が高いといわれている．

BMI：body mass index

　一方，研究開始時点ですでに発生している過去のデータを取得するのが，「後ろ向き研究」で，症例対照研究という．たとえば，肥満と2型糖尿病との関係を検討するため，患者における過去の肥満の程度(年数，BMI)を健常者と比較する．研究完成までに短時間で済むのがメリットであるが，データの正確性や健常者の選び方にバイアスが入りやすいデメリットがある．

7.2 ｜ 研究者としての倫理

　正しい研究でも成果が出ないことはいくらでもあるが，それを認めたくないと思うのが研究者当人の心情である．しかし，研究は，「正直さ，正確さをもって，効果的に，客観的に遂行する」ことが必須であるとCITI (Collaborative Institutional Training Initiative)に謳われている．

正直さ：情報を正直に伝え，誠心誠意を尽くす
正確さ：得られた所見を誤りなく正確に伝える

効果的に：資源を無駄なく有効に使う

客観的に：事実をそのまま表現して，バイアスを含めない

A. 共同研究者への責任

　医師，研究者，その他の職種であろうが，肉声による対話，会話の重要性は強調しきれるものではない．情報技術の発達により，大量の書類ファイルを多くの同僚に一斉に届けることはいとも簡単にできるようになった．ファイル，URLなどを送り，相手が読んでくれて返信してくれたとしても，それだけが情報交換であるならばとてつもなく寂しく，殺伐とした研究環境であろう．そのこと自体は非倫理ではないにしても，その温床となり得ると思われる．

　誰にとっても「ところで，ちょっと気になっているのだけれども…」は，メール，チャットなどよりも，口頭のほうが言い出しやすい．相手の反応が息遣い，顔色，形相を含めリアルタイムで見られ，場合によっては半分言っただけで相手の返事がわかることもある．修正，追加などもしやすいし，変な誤解を生む確率も低い．研究計画に改善の余地があるのならば，それが共有されやすい空気が作られることの重要性は言うまでもない．同じ組織内であるのならば「メールした件ですが，こちらとしては…」「お送りしたファイルにコメントよろしくお願いします」などと廊下でばったりのときに会話すること，組織が違うのならば，電話，テレビ会議などを活用することは，相手の気持ちを開かせ，非倫理の回避を含む，研究体制の改善に貢献することは必至である．

　通信技術がいかに進んでも学術的会議が減るどころか増える一方であることは，この肉声の交換がいかに重要であるかを示唆すると思われる．

B. 被験者への責任

a. インフォームド・コンセント

　患者が，治療の一環と思っていたら知らない間に研究に参加させられており，データが取られていたという事態は，介入研究では非倫理である．特に新しい試薬，術式などを用いる場合は，研究参加は事前に被験者（患者）に，必要性を含めて明確に文面で依頼されていなくてはならない．インフォームド・コンセント（10章参照）の重要性は本章でも強調しておきたい．

　症例報告などの観察的研究においても最低限，研究が行われていることが被験者へ公開されており，データ取得を拒否できる機会が保障されていなくてはならない．

b. 個人情報保護

　個人情報が保護されなければならないことは言うまでもない．研究に参加したために個人の氏名，住所，マイナンバー，性別，年齢，年収，宗教，疾患名，生

活様式などが流出してしまっては回収不能であり，取り返しのつかないことになってしまう．厳重に管理する必要性は当然であるが，情報通信技術が発達した現在，具体的にはどのようにしたらよいのであろうか．

インターネットにつながったデスクトップを想定してみよう．残念ながら悪意あるハッカーからの完全な対策はないと聞く．そのため，可能であるなら個人情報をネットにつながったパソコンには保存しないことが必要である．データ解析，発表に必要な最低限（年齢，性別，疾患名だけ）に，病院での診察券番号とは異なる研究用の患者番号を付け，患者番号と氏名との対応表はUSBなど別媒体に保存してインターネットからは物理的に隔離し，鍵のかかった引き出し，ロッカーなどに保存するのである．パソコン本体の盗難対策だけでなく，OSへログイン，ネットワークに対する可能な限りのセキュリティー対策をも講じる必要は当然ある．ネットワーク上に個人情報も保存しなければならない場合の対策は，本稿の領域を逸脱してしまう．ここでも強調したいのは「対話の重要性」である．所属する組織が管理するネットワークにおいて個人情報の保存はどのような位置づけとなるのかは，研究施行前に組織内で協議する必要がある．

C.　所属機関，出資者，納税者への責任

a.　倫理審査委員会への審査請求

研究を始める前に，第三者に自分の研究が倫理的に問題がないかを審査してもらう必要がある．多くの場合，その役割を担うのは所属機関の倫理審査委員会である．機関によって書式は異なるが，おもな内容を表7.1に示す．提出後，承認されると研究を開始することができる．また，承認された事項から逸脱することは許されず，変更の必要が生じた場合，あらためて書面で審査を受ける．

「人を対象とする医学系研究に関する倫理指針ガイダンス」（2015年，文部科学省）には，「研究責任者は，介入を行う研究について，国立大学附属病院長会議，一般

表7.1　倫理審査委員会において審査を受ける研究実施計画書（プロトコール）に必要な事項の例
［特定臨床研究の実施計画書作成の手引き第2.0版，東京大学医学部附属病院（2016）より抜粋］

標題	
1.　研究の背景	14.　統計学的事項
2.　研究の目的	15.　品質管理と品質保証
3.　試験薬の概要	16.　患者の人権および安全性・不利益に対する配慮
4.　対象患者	17.　患者の費用負担
5.　患者に説明し同意を得る方法	18.　健康被害の補償および保険への加入
6.　研究の方法	19.　ヘルシンキ宣言，ICH-GCP，倫理指針の遵守
7.　評価項目	20.　記録の保存
8.　観察および検査項目，データ収集の方法	21.　研究計画の登録および研究結果の公表
9.　中止基準	22.　研究組織
10.　有害事象発生時の取扱	23.　研究資金および利益相反，知的財産権
11.　研究実施計画書の遵守と研究実施計画書からの逸脱の取扱い	24.　研究実施計画書等の変更
12.　研究の更新，終了，中止，中断	25.　参考資料・文献リスト
13.　研究実施期間	

財団法人日本医薬情報センター又は公益社団法人日本医師会が設置している公開データベースに，当該研究の概要をその実施に先立って登録し，研究計画書の変更及び研究の進捗に応じて適宜更新しなければならず，また，研究を終了したときは，遅滞なく，当該研究の結果を登録しなければならない」と明記されている．すなわち，密かに考え，密かに研究してはいけないのである．研究者が信頼できないということではなく，メリット，デメリットを第三者とともに再考しよう，との趣旨である．

b. 研究費の適正な拠出

　研究費が本来の目的以外に使われることは不正である．研究者個人やその家族，趣味のためなどに使用することは論外である．「本来の目的」には「年度」も含まれることは注意が必要である．いわゆる「預け金」により，実際の価格より大きい金額での請求，拠出により，差額を別の年度などに使えるようにすることも「本来の趣旨からは外れていない」「年度単位では研究が継続できない」などの言い訳がされることが多いが，許されることではない．「カラ出張」など，行きもしなかった出張に対して出張費を請求，拠出することも，結局は露呈することは歴史が物語っている．いろいろな不正に対する対応は典型的な「イタチゴッコ」に陥っている．架空の物品購買を予防するために検収が行われているが，検収された物品を業者に返還したとの事例もある．それを防ぐために検収時に包装を開封する対応をとっている組織もあると聞く．開封しても高価値の物品であれば…などきりがない．

　研究できていることに対する感謝の心が必要と思われる．外部研究費は「獲得」資金と表現され，自分がもらったかのような気持ちになることは筆者にもよくわかる．しかし，実際に獲得したのは出資者（時には納税者）ではないだろうか．（もちろん売れる商品開発だけが研究の目的ではなく，何か新しいことがわかるだけでも広い意味では人類の富であるが）次の富を生むとは限らない自分の研究を，他人様が生んだ富により施行させていただくのである．規定どおりに執行すると研究費は使いにくくなるのは無理のないことであるが，他人様のお金なのであるから感謝しつつ規定を守ることは当然のことではないだろうか．上記のような「イタチゴッコ」には是非，終止符を打ちたい．そのためには，今後すべての研究費が最後の1円に至るまで適正に拠出されていく必要がある．

D. 科学そのものへの責任

a. 臨床研究実施計画書（プロトコール）

　研究が科学として成り立つためには，臨床研究実施計画書の段階で，どのようにデータを得るか，得られたデータをどのように統計解析し，評価するかという項目が必要となる．生のデータをそのまま評価に用いることはできない．生のデー

タはノイズまみれであり，シグナル（科学的知見，因果関係）はなかなか見えてこないものである．研究立案の段階から，たとえばバイアスを消すために測定者をブラインドする，順番効果を消すために比較し得る対象を設定するなどの工夫が必要である．

b. データ

「データはデータである」と，研究の現場ではしばしば言われる．すなわち，「偉い」のである．種々のノイズにまみれ，どう解釈したらいいのかわからないデータは山のようにあるが，そのノイズにも意味はあり，どのデータにも多くの（解釈しきれなくても）意味がある．データの偉さを認めないのであれば，真水は不老長寿をもたらす，との報告さえできてしまう．

そのため，データの捏造，改ざんに至っては，科学そのものに対する不正であり，決して行ってはならないものである．ありもしないデータを記載，報告するのが捏造である．しばしば悪意，捏造の意図があったかどうかが議論されるが，ありもしないデータをあると思い込むこと自体が科学に対する冒涜とすることは誇張でも何でもない．科学とは再現性であり，研究施行における誤操作も回数を重ね，再現性を検討する間に気づくはずである．「うっかり」との言い訳は通用しない．また，改ざんも，一見，研究が行われており，データが出ているのであるから捏造よりも罪は軽いように思われるかもしれないが，データを書き換えるはっきりとした悪意，意図があり，少なくとも同等である．

たとえば，バイアスは，10.5 mmの棒を（ある操作で長くなるに違いないとの思いから）10.7 mmと測定してしまう，心情的な一定方向のエラーと上述したが，改ざんとは13.2 mmなど測定エラーをはるかに超えるデータを報告することである．

同様に，意に沿わないデータを意図的に無視することも，捏造と同レベルの不正である．真の長さが10.5 mmの棒10本に，（じつは棒の長さにまったく影響しない）操作Aを加え，測定したとしよう．バイアスなしに測定すると，10.3 mmが1本，10.4 mmが2本，10.5 mmが4本，10.6 mmが2本，10.7 mmが1本のような結果になるであろう．操作Aで棒が長くなる，と思い込んでいる研究者が，10.3 mm，10.4 mmのデータは，なかったことにして，「7本で実験すると，操作Aにより，棒の長さは変わらないか伸びた」とまとめることの不正は明らかである．「データはデータ」なのであり，意に沿わないデータにも（あるいはこのようなデータにこそ）大切なシグナル，科学的知見が含まれていることがある．それを無視することは，科学そのものを愚弄することになるのである．

c. 研究進歩の管理

研究が進んでくると，集積してくるデータを常に監視し，解析し続ける義務がある．被験者を2群に分け，一方の群における臨床的進行が悪い場合，統計的有

意差が出た瞬間にその研究は終了し，その群に他方の臨床的進行がよい群と同等の処置をするべきである．それでも研究は成立しており，学会，論文発表はできる．さらに，そのような研究は，高い信頼性を得る．

E. 学会などアカデミー界，同僚研究者への責任

研究は一人でできることではない．そのため，多くの共同研究者からなる研究チームが結成される．多くの臨床研究は，医療機関を基本単位として実施されるが，多施設共同研究の場合は，複数の機関や企業，専門性をもつ研究者，スタッフにまたがって行われる．

治験（臨床試験）の場合には，倫理的な配慮のもと，患者，医師，製薬会社などをサポートし，コーディネートする「臨床研究コーディネーター」（CRC）の協力を得て進めることが多い．現在，日本臨床薬理学会，日本SMO（治験施設支援機関）協会，SoCRA，ACRPの4団体がそれぞれ資格認定を行っている．

CRC：clinical research coordinator
SoCRA：The Society of Clinical Research Associates, Inc.
ACRP：Association of Clinical Research Professionals

研究実施計画書に記載される「研究組織」には，主任研究者（研究代表者，研究責任者），研究分担者，研究実施機関や統計解析の責任者などが明記される．

a. 発表，報告，検討

そもそも自分の研究ができたのは，先人たちの膨大な努力があってこそである．「ビタミン」の概念，定量方法の確立はそれほど昔ではない．胚芽米に含まれるビタミンを定量するために，初期の研究ではハトに投与し，ビタミン不足でてんかんのために死亡する頻度で定量したのである．このような効率の低い方法を強い信念をもって遂行し共有してきた蓄積である太い幹の，無数にある小枝の先端をほんの少し伸ばすのが，今日の科学研究の大部分である．

臨床研究の結果は，学術誌上や学会で発表されることによって，アカデミー界を含む一般社会に公表される．研究では，仮説に基づいた予想される結果があるが，実際に得られた結果がたとえ当初の予想に反していても，結果は公表されなければならない．これは義務である．研究資金提供者へは結果，発表などの学術的業績だけでなく資金の使途も報告が必要である．研究結果を関係者全員で検討・総括し，次の研究課題を見つけつなげていくことが大切である．

b. 引用

「引用」と「転載」については，日本では「著作権法」により定義されている．

引用とは，「紹介，参照，論評その他の目的で自己の著作物中に他人の著作物の原則として一部を採録すること」であり，公表された著作物は引用して利用することができる．引用は，公正な慣行に合致するものであり，かつ，報道，批評，研究その他の引用の目的上，正当な範囲内で行なわれるものでなければならないとされる．

転載とは，引用の範囲を超えて，既存の出版物などから文章や図表などを別の

出版物に掲載することをいう．転載は，必ずその著作物の著作権者から書面で転載許諾を得なければならない．出版権が設定されている場合は，出版権者（通常は出版社）の許諾も必要となる．

科学や研究は先人の成果の上に成り立っている．それらを引用，転載しながら自分の研究成果と比較したり，検証したりして，公表していくことで，研究の位置づけが明確になり，またその研究が新たな研究へとつながる．

発表，報告は前記のように研究者の義務であるが，同時にその研究者の「業績」である．広い意味では，その研究者の科学に対する貢献の度合いであり，その重要性は言うまでもない．狭い意味では，その研究者の昇進などの人事，研究費，認知を獲得するうえでの最重要事項の1つである．そのため，発表，報告においては，誰が何をやったのかが重要であり，前述のごとく，先人，同僚研究者の努力，業績のお陰で自分の研究が成り立っている．この観点から，発表，報告の際，先人，同僚研究者の業績を引用することが必要である．引用が先人，同僚への敬意，責任であると同時に，自分の研究成果をきちんと位置付け，強調する役割をも果たし得る．

研究結果，業績のようなはっきりしたものでなくても，アイディアも同様に扱うべきである．学会発表ではお互いの研究を発展させるために意見，アイディア，建設的批判が交錯する．その場で次の研究のアイディアを，明確に（たとえば他学の）部外者からいただくことも決して少なくなく，学会に参加，発表する大きな理由

盗用

他人が出したデータを自分の名前で発表することは不正である．また，自分の研究に先人，同僚研究者の業績を引用する場合，どこが引用部分であるかを明示しないで進めた場合，盗用と解釈され得る．

学生のレポートにおいて，参考にした文献の内容を丸写ししても盗用である．参考文献から文章やグラフ，表などを用いてレポートを作成したい場合は，引用部分を引用符でくくり，出典を明らかにする必要がある．また，自分の文，論旨が質的，量的に主であり，引用文献が従である必要がある．『Aの報告によると，「全文引用」』ではレポートにならないことは明らかである．さらに，原文の表現を換えてあり出典も明らかにしてあるから大丈夫，としばしば勘違いされているが，アイデアがオリジナルでなければ，出来上がったレポートもオリジナルではない．補講や再試の代わりにレポートが課せられることも多いが，学生（特に学部学生）において，課題に関して参考文献を検索し，その総合的な全体像をオリジナルの視点でまとめ，オリジナルな論点，文章でまとめることは容易ではない．それを受け取った教員には，盗用がないことをも評価する社会的責任，職務が発生する．学生レポートを含み，コンテンツを提出することは社会的に大きな責務が，個人だけではなく，組織にも発生することの自覚，覚悟が今以上に必要である．

の1つである．その後，その研究が実り次の発表ができるようになった場合，やはり（その研究に直接的に携わることはなかったとしても）アイディア主はその研究の学術的産みの親の一人である．そのアイディア主は，その研究の著者には値しないであろうが，謝辞で述べるなど明記する必要がある．

c. 著者

　研究と論文執筆が完了しても，ときに著者が誰であるのかが問題として残ることがある．医学雑誌編集者国際委員会（International Committee of Medical Journal Editors：ICMJE）が策定したガイドラインによると，4つの必要条件に合致する者だけがその論文の著者となる．

①研究の構想，立案，データ取得，解析，解釈のいずれかに大きく貢献している
②論文の学術的核心部分を下書きするか修正している
③論文の投稿，発表される最終バージョンを承認している
④研究のいかなる部分に関しても，正確性，整合性に関して質された場合，適正に調査し解決する責任を認識している

　以上はかなり厳しい基準であるが，実験をしてデータを収集しただけ，資金を獲得しただけ，研究室の責任者であるだけでは著者にはなり得ない．このような場合，または上記4つの一部だけの研究者は，研究の「貢献者contributor」として具体的貢献の内容と共に記載することをICMJEは提唱している．たとえば，「データ解析，グラフ作成をしてくださった○○氏に深謝する」「論文の文面に関して貴重なアドバイスをくださった○○研究科長に敬意を表する」などとするのである．誰が貢献者，著者なのかだけではなく，その順番(特に筆頭著者)はどうするのかなどは微妙な問題であり，ルール作りは無理と考えられている．ICMJEは全員による検討，合意を提唱している．

d. 利益相反

　利益相反とは，相互の利益が相反することで，たとえば，Aに利益があることが，Bに不利益になり，Bに利益があることがAに不利益になることをいう．臨床研究では，研究施設に属する研究者として求められる「公正な姿勢」が，外部との利益関係によって損なわれるおそれのある事態をいう．臨床研究において，文部科学省から「臨床研究の利益相反ポリシー策定に関するガイドライン」（2008年）が出されている．

　1999年に米国のペンシルベニア州立大学で起きたゲルシンガー事件を機に各国での利益相反に関する議論が高まり，方針が出されている．ゲルシンガー事件とは，オルニチン欠損症の18歳の男性患者に対し，治験によって重篤な感染症を引き起こさせ，臓器不全で死亡させたというものである．先に動物実験でそのような結果が出ていたにもかかわらず，報告がなされていなかったうえに，担当医師によるベンチャー企業が治験の資金提供者であり，大学と医師はその企業の

株式を保有しているという関係も問題視されたのである.

　臨床研究に携わる者は，資金提供者となる企業，団体などとの利益相反を自ら適切に申告しなければ，患者の人権や生命の安全・安心が損なわれ得ること，研究の方法，データの解析，結果の解釈にバイアスがかかり，歪められる恐れも生じる.　そのため，近年，利益相反の開示が多くの学会で求められるようになっている.　ヘルシンキ宣言でもこの利益相反について複数項目で取り上げている.

　ある医薬品やいわゆる健康食品，またはその主成分が，ある症状の改善に有効であるとの研究発表の著者が，じつはその商品を販売している会社の従業員であったなどと判明することが問題であるとされているからである.　産学連携として，先行研究による知見の受益者負担（商品開発，販売）で，次の研究費を賄うことは，社会的にも科学的にも認められる.　しかし，研究発表において利益相反を開示すべきであり，多くの学会で利益相反開示の義務が発生する具体的な金額，開示の方法を定めている.

7.3 臨床研究をとりまく状況

　高等教育機関などにおける教員，研究員の発表物は，大きく，研究に関する論文，報告書ならびに授業中の配布資料，教科書，一般書とに分かれる.　教育・啓蒙のための配布資料，教科書，一般書に関しては，本章の記載が必ずしもあてはまらない点が出てくる.　より複雑になってしまう点も多く，他の機会にまとめることとしよう.

　また，研究と通常（医療，栄養指導，献立づくりなどの）業務との区分も明確にできるものでもない.　研究も論文1編によってエビデンスとして確立するわけでもなく，追加研究，症例報告などにより，徐々に確からしさが上昇するのである.　筆者も高等教育機関に籍を置き，研究を推進する立場にある.　研究的視点をもって「ちょっとやってみよう」と通常業務を変化させることも，（個人情報保護，組織内の意思統一など）ある一定条件の下，大いに推奨されるべきと思っている.

　歴史を紐解くと，（時にはニセ）科学者は随分とひどいことをしてきた.　現在では，研究倫理に関する整備が進む一方，研究職は任期制が多くなり競争的研究資金の獲得に奔走しなければならない研究者も多い.　また，研究もテクニシャン，統計解析の専門家，principal investigator（PI）と称される研究の統括者などへの分業が進んでしまい，全体を完全に把握することがますます困難になりつつある.　このような不安定な研究環境が不正の温床の一部であることは疑いない.

　しかし，臨床研究は，生活を豊かにするための科学研究のはずであり，そこにおける非倫理は自己矛盾，本末転倒であろう.　倫理とは，単なる規定遵守による

不正の予防だけではなく，科学の，本来の姿からかけ離れた部分を削り，互いに助け合って生活を豊かにする真のアカデミズムへの昇華手順と思われる．CITIは研究者に規定の改善をも求めている．どのような規定，システムであれば最少の手間で最大の効果が得られるのかを提言できるのは，実際にその規定に基づいて仕事をしている研究者だからである．規定する側とされる側の対立構図ではない．疾患，自然災害など人類が闘わなくてはならない敵は多い．人類同士が闘っている暇があるわけがない．

8. 全人的医療

「全人的医療」（holistic medicine）という言葉を耳にすることが多くなってきた．従来の医療は，科学的観点からの普遍性，再現性，客観性を重視し，あいまいな見方を切り離して発展してきた．これに対し全人的医療では，病気の原因となるさまざまな要因の関連性，個別の違い，社会的環境，心理，人間性といった客観性をもって計るには難しい観点も考慮し，従来の病因と結果という画一的な考え方から，より患者の本質に寄り添う立場を確立しようとする考え方である．

8.1 全人的医療とは

従来の医療が医生物学的（biomedical）なものであるとすると，全人的医療は生物精神社会学的（biopsychosocial）に病や患者に対峙することになる．これは米国のエンゲル（Engel, G.L.）という医学者が，1977年に雑誌『サイエンス』に投稿した論文などで提唱した概念で，医療者が患者の問題を生物精神社会学的に理解することによって，患者自身に，病気の原因となるさまざまな要因の関連性，個別の違い，社会的環境，心理，人間性といった本質に気付いてもらう，知ってもらうということを求める医療のあり方で，患者が自分の問題を広くさまざまな角度から（全人的に）理解さえし得るような医療者・患者の関係の育成をめざそうとするものである．

身体の病の発生には生理的，心理的，社会的な多元的な因子の相互作用が関係することを理解し，これらにかかわるすべての事象に対するアプローチが求められるようになる．病の問題を解決するためには，その病をもつ患者をよく理解しなければならない．かつて，デカルト（René Descartes，1596 ～ 1650年）が心身の心と身を別々にとらえ，考える「二元論」を提唱し，この考え方は自然科学に大きな進歩をもたらした．たとえば「石」という物質にも「神」といった宗教的な概念があるとし，その「神」が宿った物質を細かく分けて構造解析することには躊躇が生

じる．したがって，「心」の問題と「物質」の問題を分けることにより，その物質の詳細な解析ができるようなった．身体の問題も同様である．しかし，現代の医療においては「身体」と「心」といった二分的なとらえ方ではなく，物質としての身体と心を包括して，全体としての「身体」を診る目が必要になっている．これらを考えるときに，「全人的医療」の概念が重要な位置を示すようになる．

8.2 全人的医療の目標

A. 人間の持つ苦悩

　人間は，「苦悩」という思いを持つ．これは肉体の苦しみとは異なるものである．その苦悩が生じる状態，意味とその解決に向けた将来への見通しが重要になる．

　ある肉体的な苦痛があった場合，「痛覚」として身体はそれを感じるが，肉体そのものが将来への見通しを感覚として感じることはない．しかし，人はそれを知覚し，苦悩することになる．したがって，「人間」を考えることなしに，病気だけで患者を正しく理解することは難しい．苦悩はそうした人間の発する感情であり，痛みや他の症状とは異なるものである．人間としての安定性，完全性などが脅かされたり，阻害されたり，破壊されたときに生じるもので，身体の状況，状態とは別のものである．

　たとえば，熱湯をかぶり，熱傷を生じたとしよう．熱傷の痛み自体は治療により収まるし，傷も改善するが，もし傷跡が残るとすると，人によっては痛みが去っても，その傷跡が存在すること自体に苦悩を感じることが起こる．患者が苦悩を感じるということは，痛みとか不快感とかでもなく，「苦悩」という独立したものであるといえる．このように，部分的に生じた現象であっても，その人全部の感覚である苦悩につながることになり，全人的医療が必要になるわけである．

　その人が持つ苦悩は，個々によって異なり，個別の特性，原因がある．したがって，画一的な対応では解決できず，個々の人々，個々の全人を理解することが必要になる．さて，全人を理解するということはどういうことであろうか？　このことを理解しないと全人的医療を理解することができない．

　個人，個々という概念が加わると，人間という複雑性を備えた生物がより複雑なものになる．その複雑性を備えた人間は常に変わるものであり，同じ人でも日々変化するものである．また，人は置かれた状況によっても異なり，たとえば家庭におけるその人，仕事場におけるその人には異なりを示すことも多々あり，いずれの姿もがすべてその人間であり，だからこそ複雑なのである．健常者が病気にかかったときにこの複雑性が特に表出しやすくなり，そのことを理解することは

全人的医療に参画する際に必要な理解となる.

B.　人間の行動

　人間とは，考え，感情を有し，行動し，かかわりをもち，存在を意識するものであることを理解する必要がある.

　人間が行動するということは，何らかの意味があり，その意味に反応したということである.　自分の意志，習慣，本能など，さまざまな意味がある.　この行動の中には，他者や環境との関係性をもつ行動も含まれる.　人間にはその人間が存在する社会があり，その社会と常に関係性をもって生きている.　この関係性にはいろいろなものが考えられる.　思考，行動，信念，感情，恋愛，政治信条といった精神的なものから，言語，服装，外見，生活，食事といった日常も関係性の対象になる.　これらの関係性を人間は意識し，あるいはあえて無視し，自らの存在を考える.　これらの関係性は，時として苦悩の対象となり苦悩を取り除く場合に，これらの関係性を理解し，対応しなければならない場合もある.

C.　患者という人間を中心においた医療

　全人的医療を行うということは，このような複雑で，行動を有し，関係性を生じる「人間」の苦悩も含めて対処することを意味する.　したがって「病気に中心をおいた医療」では十分な対応はできず，「患者という人間を中心においた医療」を行わなければならない.　このことは，「身体と疾患」に対する対応に加え，その対象となる「人間」に関する知識も重要であることを意味する.　医療において患者が主体となることが重要であり，その際に，その患者の目標，期待，求めているものを加味した人間中心の医療が全人的医療の求めるものである.　個々の患者の全人性を意識し，病気の原因や治癒経過に気を配るだけでなく，身体的な回復に加え，「個人が求める健康感への満足」とそれによる苦悩からの脱出へのサポートも重要なポイントになる.

　「個人が求める健康感への満足」は全人的な医療を考える場合に重要なポイントである.　たとえば，手の大けがをした患者において，その傷を治療し，出血を止め，最終的に痛みも取り去れば，ある意味では健康を取り戻したことになる.　しかし，そのけが自体は修復されても，それによって指の腱が障害を受け，筋の運動障害が残れば，手の運動において機能障害が残ることになる.　手の動きを重要視する仕事の患者においては，特にその機能の障害は，（仮に傷が癒えても）大きな苦悩のもととなる.　機能にはさまざまなものがある.　身体を動かす，ものを書く，言葉を話す，ものを見る，聞く，考える……など，さまざまな機能がある.　身体の健康を考えたときに，単純に痛みや炎症，けがや腫瘍がある，ないだけでなく，これらの機能が十分に働いているか否かも重要なポイントになる.　したがって人

間の苦悩においては，満足した動き，働きができる，できないも大きく関係し，単純な医学的治療だけで解決できない状況が生じるのである．これが，身体の状態とは異なった「苦悩」として人間には感知されるのであり，「人間」を診る全人的医療が求められることになる．そのために，患者を病態的な観点だけでなく，社会的，文化的，時として宗教的な側面なども含め，広い角度から患者を知り，サポートする全人的医療が重要となるのである．

8.3　医療従事者と患者との相互理解

　全人的に患者を診て，問題を解決するためには，先に記したように，患者を全人的に理解しなければならない．つまり，身体的，心理的，社会的，生命倫理的に患者にアプローチし，疾患だけでなく，その疾患を有する患者を人間として理解することが必要となる．しかし，その全人的医療を行うためには，その対象となる患者の理解と協力が必要である．たとえば，患者としては，初対面の医師に医学的，心理的，社会的に理解したいと言われても，自分の社会にまでその医師が入り込んでくるのだろうかと躊躇することがあるだろう．それはある意味，当然のことである．そういった踏み込んだコミュニケーションができるようにする事前の努力と相互理解が必要である．そのためには，医療者がその患者にとって信頼できる，任せることができるといった安心感と信頼感をもたらす人間関係が成立しなければ，ことは簡単に進まないのは当然である．

　また，全人的に身体的，心理的，社会的，生命倫理的に広く多角的にアプローチするためには，各医療者の本務の部分がきちんとできていなければ，根本的な意味をなさないことになってくる．たとえば医師においては，さまざまなことに気を配ることは重要としても，根幹の「病気を診て治す」部分が揺るいでしまっては，元も子もないことになる．医学的にきちんと診察し，診断し，治療する，そして説明すべきことをきちんと説明することは，医師にとっては中心の仕事である．この中心の仕事がきちんとできてこそ，患者の信頼が得られ，患者と医師，医療者の信頼関係が成り立ち，この間に医師，医療者が話すべき内容を丁寧にきちんと話す関係ができてこそ，患者は心を開き，この問題，悩み，苦悩を表出するようになる．

　特に病気を抱えている患者の場合には，時として論理的，理性的なコミュニケーションに支障をきたす場合もある．そして，思いと言葉が一致せず，思いが言葉と解離する場合もある．このような時に医療者が患者側に立ち，患者と一緒に考えることで，その言葉，思いに応えていくことが大切になる．患者側に立って，患者の言葉に応える一手間，一言は，医療者の立場のみならず，普通に暮らす隣

人の感覚から生まれるものもあるべきであり，そのことが患者に寄り添った医療を生み出し，そして全人的医療を行う窓口となろう．

8.4 | 患者参加型医療と全人的医療の連動

　患者が健康と機能を回復させる過程においては，患者自身が自分の身体，存在，人生をしっかりと見つめ，この先をしっかりと生きていくことを確認し，学修することが重要である．患者自身も，病気を治すために，期待や希望をもって，時には強い信念ももって病気に取り組むことが積極的な，また効果的な治療につながることが多々ある．したがって，患者自身に治療に参画してもらう患者参加型医療が望まれることが医療の現場では求められることが多くなるが，その際に，患者の支えとなるしくみ，すなわち医療者の患者に対する全人的な対応がもう1つの重要な要素となる．

　患者自身の積極的な医療への参画を推進するためには，その医療に関するさまざまな知識やその医療に対する患者の不安への対応など，個人の人間である患者への医療者による寄り添いが重要になる．この相互関係が円滑に進むことは，心身ともに満足した回復を得るための重要な関係を生み出すことが考えられる．「医療者による患者への寄り添い」には，心のゆとり，豊かな感性が必要とされている．これは目の前で起きている現象に対してそれを受容する心，忍耐強く対応する姿勢，研ぎ澄まされた感覚ということでもある．このようなことが心のゆとり，豊かな感性を生み出すもとになる．「目の前で起きている現象に対してそれを受容する心，忍耐強く対応する姿勢，研ぎ澄まされた感覚」をもって患者と対峙することは，患者の訴え，話しにゆとりをもって対応できる環境を作り出す．その姿勢は，患者に安心感，信頼感を生じさせ「話を聞いてもらえる」，「この人物は自分を受け入れてくれる」という感覚をもたせることにもなる．医療従事者はプロフェッショナルであるとともに，その状況下において，心を開いて患者とともに存在していることが，全人的医療へ進む鍵となる．医療者はプロフェッショナルとして，自分自身の感情においては不快であるような場合にも，自分とは異なる感性，個性を有する別の人間を受容する開いた心をもつ必要があり，それによって自分自身が有する温かい慈しみの精神を引き出すことを試みなければならない．全人的医療を行うためには，このようなプロフェッショナリズムも必要なことである．

　全人的医療を展開する場合には，医療者はさまざまな役割をもった多職種のチームであたることが多い．医師，看護師，薬剤師，理学療法士，作業療法士，診療放射線技師，臨床心理士（公認心理師），管理栄養士・栄養士などの多職種の

メンバーによって構成されたチームが，それぞれのプロフェッショナリズムの基，この人間に多角的に寄り添い，そしてそこから得た情報，また生じた効果や結果を共有して，統合的な対応を作り上げていることが重要である．したがって，医療従事者は，互いに尊重し合いながら，各々のコミュニケーションを重視し，効果的に行うことが望ましい．

8.5 全人的医療が効果的に実践される場

　全人的医療が積極的に取り入れられやすい医療の場としては，たとえば精神医学の場であったり，緩和医療，ホスピスといった終末期医療とかかわる場などが挙げられる．ともに，患者の「苦悩」が大きな現場である．精神的な疾患においては，まさに患者を人間としてきめ細かく理解することが必要であり，そのことができなければきちんとした治療計画も立てられず，逆に混乱が起こることもある．疾患を抱え，苦悩する患者を「個の人間」としてとらえ，さまざまな因子を考え理解することができなければ，本質的な解決につながることは難しい．また緩和医療，ホスピスといった医療現場は，患者の死といったシリアスな課題が存在し，その課題と向き合う患者の苦悩と医療者は対峙しなければならない．このとき，その患者を個の人間として理解し，その患者に合う寄り添った理解と信頼関係が構築されなければ，医療者には真の寄り添いを果たし，患者にとっての癒しを生み出すことはできないかもしれない．チームがそれぞれの役割，プロフェッショナルとして全人的医療を理解し，協調し，患者を中心においた医療現場を構築することが求められる．

　医療は「神の祈り」とさえいわれる行為である．その神の祈りは，個々の人々を心身一如の人間として考え，病気を診る心，病人を診る心をともに有し，人間愛にあふれたものであるべきであろう．

　全人的医療は本来，「あたり前」のことである．しかし，そのあたり前をきちんと意識し，身につけることは医療人にとっては，大切な課題であり，学ぶべき重要な概念である．

9. 患者の権利，障害者の権利

　何らかの疾患やけがをして，医療の提供を受ける者を患者という．患者とは医療を施す側からみた呼称である．医療機関を未受診の患者を傷病者ということもある．

　障害者とは，「障害者基本法」では，「身体障害，知的障害又は精神障害（以下「障害」と総称する．）があるため，継続的に日常生活又は社会生活に相当な制限を受ける者」と定義されている．なお，「障害」の表記に関しては，「障がい」「障碍」の表現の提案もなされているが，本書では，「「障害」の表記に関する検討結果について」（2010年）の「法令等における「障害」の表記については，当面，現状の「障害」を用いる」との総括をふまえ，準拠する．

　患者の権利について「リスボン宣言」を，障害者の権利については「ノーマリゼーション」の考え方から詳しくみていきたい．

9.1 患者の権利に関する動き

　患者の権利について，米国では1960年代から議論されていたといわれる．1972年にはボストンの病院で医療機関として初めて「患者としてのあなたの権利」を掲げ，1973年，米国病院協会が「患者の権利章典」を制定した．欧州では，1970年代から議論が始まった．1981年に世界医師会*総会で「患者の権利に関するリスボン宣言」が採択された．1992年にフィンランドで，最初の独立した患者の権利法が制定され，1994年にWHOヨーロッパ会議において「患者の権利の促進に関する宣言」が採択された．これを受けて，アイスランド，デンマーク，ノルウェーなどで患者の権利法の制定が続いた．

　このような世界的動きのなか，日本では患者の権利が議論され始めたのは1980年代半ばである．1984年，患者の権利宣言全国起草委員会による「患者の権利宣言案」，1989年には全国保険医団体連合会の「開業医宣言」が示された．

＊世界医師会（World Medical Association：WMA）は，1947年，パリにおいて27か国の医師により，第1回総会を開催して設立された．

1990年には，日本医師会が「『説明と同意』についての報告」，1991年には日本生活協同組合連合会医療部会が「患者の権利章典」，同年には患者の権利法をつくる会が「患者の諸権利を定める法律要綱案」を取りまとめている．

「インフォームド・コンセントの在り方に関する検討会」が1995年にまとめた最終報告書では，インフォームド・コンセントを医療の中核と位置付けている．これを受け1997年の医療法改正で，「医師，歯科医師，薬剤師，看護婦（師）その他の医療の担い手は，医療を提供するにあたり，適切な説明を行い，医療を受ける者の理解を得るよう努めなければならない」と定められた．

患者の権利について定める医療の基本法が提言され，2010年に日本医師会医事法関係検討委員会答申「患者をめぐる法的諸問題について――医療基本法のあり方を中心として」が取りまとめられている．

9.2 「患者の権利に関するリスボン宣言」

「患者の権利に関するリスボン宣言」（World Medical Association Declaration of Lisbon on The Rights of The Patient）は，患者の権利に関する宣言で，1981年に世界医師会総会で採択された（表9.1）．この会議が開催されたポルトガルのリスボン（図9.1）にちなみ名付けられたもので，単に「リスボン宣言」とされることが多い．

1981 年	ポルトガル（リスボン）	第 34 回世界医師会総会にて採択
1995 年	インドネシア（バリ島）	第 47 回世界医師会総会にて修正
2005 年	チリ（サンティアゴ）	第 171 回世界医師会理事会にて編集上修正

表 9.1 「リスボン宣言」の経緯

図 9.1 リスボン

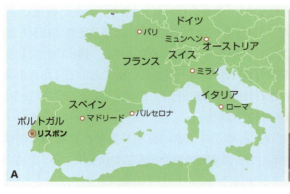

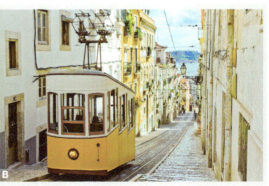

9. 患者の権利，障害者の権利

A. 「リスボン宣言」の構成

　序文と11の原則から構成され，医療従事者や医療機関が保証する必要のある患者の権利について述べられている．

a. 「リスボン宣言」序文

> 医師，患者およびより広い意味での社会との関係は，近年著しく変化してきた．医師は，常に自らの良心に従い，また常に患者の最善の利益のために行動すべきであると同時に，それと同等の努力を患者の自律性と正義を保証するために払わねばならない．
>
> 以下に掲げる宣言は，医師が是認し推進する患者の主要な権利のいくつかを述べたものである．医師および医療従事者，または医療組織は，この権利を認識し，擁護していくうえで共同の責任を担っている．法律，政府の措置，あるいは他のいかなる行政や慣例であろうとも，患者の権利を否定する場合には，医師はこの権利を保障ないし回復させる適切な手段を講じるべきである．
>
> （日本医師会ホームページ「患者の権利に関するWMAリスボン宣言」より引用）

b. 「リスボン宣言」の11の原則

　図9.2に挙げた11の原則がある．

図9.2　患者の権利

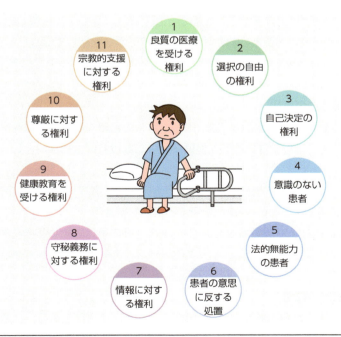

1.　良質の医療を受ける権利

　第1項目の良質の医療を受ける権利では，患者は経済的な印象や社会的地位により差別されることなく，医療者は，医学的な見地から患者にとって最適な医療を提供することが必要としている．

①すべての人は，差別なしに適切な医療を受ける権利を有する．
②すべての患者は，いかなる外部干渉も受けずに自由に臨床上および倫理上の判断を行うことを認識している医師から治療を受ける権利を有する．
③患者は，常にその最善の利益に即して治療を受けるものとする．患者が受ける治療は，一般的に受け入れられた医学的原則に沿って行われるものとする．
④質の保証は，常に医療のひとつの要素でなければならない．特に医師は，医療の質の擁護者たる責任を担うべきである．
⑤供給を限られた特定の治療に関して，それを必要とする患者間で選定を行わなければならない場合は，そのような患者はすべて治療を受けるための公平な選択手続きを受ける権利がある．その選択は，医学的基準に基づき，かつ差別なく行われなければならない．
⑥患者は，医療を継続して受ける権利を有する．医師は，医学的に必要とされる治療を行うにあたり，同じ患者の治療にあたっている他の医療提供者と協力する責務を有する．医師は，現在と異なる治療を行うために患者に対して適切な援助と十分な機会を与えることができないならば，今までの治療が医学的に引き続き必要とされる限り，患者の治療を中断してはならない．
　　　　　　（日本医師会ホームページ「患者の権利に関するWMAリスボン宣言」より引用）

2.　選択の自由の権利

　第2項の選択の自由の権利では，患者は自分の希望する医療機関を選ぶ権利があるとし，医師は必要な情報を他機関へ提供しなければならないとしている．

①患者は，民間，公的部門を問わず，担当の医師，病院，あるいは保健サービス機関を自由に選択し，また変更する権利を有する．
②患者はいかなる治療段階においても，他の医師の意見を求める権利を有する．
　　　　　　（日本医師会ホームページ「患者の権利に関するWMAリスボン宣言」より引用）

3.　自己決定の権利

　第3項の自己決定の権利では，患者が希望する医療機関を選び，必要な場合は

情報提供をする．医療者がこれを拒否することは患者の権利が守られていないことになり，治療に関しても情報を提供して患者が選択できるようにするとしている．

①患者は，自分自身に関わる自由な決定を行うための自己決定の権利を有する．医師は，患者に対してその決定のもたらす結果を知らせるものとする．
②精神的に判断能力のある成人患者は，いかなる診断上の手続きないし治療に対しても，同意を与えるかまたは差し控える権利を有する．患者は自分自身の決定を行ううえで必要とされる情報を得る権利を有する．患者は検査ないし治療の目的，その結果が意味すること，そして同意を差し控えることの意味について明確に理解するべきである．
③患者は，医学研究あるいは医学教育に参加することを拒絶する権利を有する．
（日本医師会ホームページ「患者の権利に関するWMAリスボン宣言」より引用）

4. 意識のない患者（図9.3）

意識がない患者に対する医療行為は，家族から同意を得て医療行為を行う．

①患者が意識不明かその他の理由で意思を表明できない場合は，法律上の権限を有する代理人から，可能な限りインフォームド・コンセントを得なければならない．
②法律上の権限を有する代理人がおらず，患者に対する医学的侵襲が緊急に必要とされる場合は，患者の同意があるものと推定する．ただし，その患者の事前の確固たる意思表示あるいは信念に基づいて，その状況における医学的

図 9.3　意識のない患者

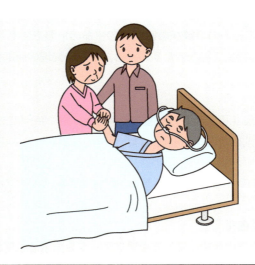

侵襲に対し同意を拒絶することが明白かつ疑いのない場合を除く.

③しかしながら，医師は自殺企図により意識を失っている患者の生命を救うよう常に努力すべきである.

（日本医師会ホームページ「患者の権利に関するWMAリスボン宣言」より引用）

5. 法的無能力の患者

　患者の意識がなかったり，未成年の場合や身体的精神的に不安定で意思の疎通が難しく，決定が不可能な場合は，代理人に説明しその同意を得る．患者の意識が回復したり，判断が可能になった場合は本人に説明を行い同意を得る.

①患者が未成年者あるいは法的無能力者の場合，法域によっては，法律上の権限を有する代理人の同意が必要とされる．それでもなお，患者の能力が許す限り，患者は意思決定に関与しなければならない.

②法的無能力の患者が合理的な判断をしうる場合，その意思決定は尊重されねばならず，かつ患者は法律上の権限を有する代理人に対する情報の開示を禁止する権利を有する.

③患者の代理人で法律上の権限を有する者，あるいは患者から権限を与えられた者が，医師の立場から見て，患者の最善の利益となる治療を禁止する場合，医師はその決定に対して，関係する法的あるいはその他慣例に基づき，異議を申し立てるべきである．救急を要する場合，医師は患者の最善の利益に即して行動することを要する.

（日本医師会ホームページ「患者の権利に関するWMAリスボン宣言」より引用）

6. 患者の意思に反する処置

　患者が希望してもその希望が患者自身の生命の危険を生じる可能性があったり，患者の健康維持に支障をきたす場合は，医療の倫理の原則に基づき適切な処置を行う.

①患者の意思に反する診断上の処置あるいは治療は，特別に法律が認めるか医の倫理の諸原則に合致する場合には，例外的な事例としてのみ行うことができる.

（日本医師会ホームページ「患者の権利に関するWMAリスボン宣言」より引用）

7. 情報に対する権利

　患者は自分の病気の状態に関して必要なデータを開示されながら説明される必

要がある．その内容は本人の同意を得ずに他人に知らせることはできない．医療関係者が許可なく情報を外部に伝えることは許されない．

①患者は，いかなる医療上の記録であろうと，そこに記載されている自己の情報を受ける権利を有し，また症状についての医学的事実を含む健康状態に関して十分な説明を受ける権利を有する．しかしながら，患者の記録に含まれる第三者についての機密情報は，その者の同意なくしては患者に与えてはならない．

②例外的に，情報が患者自身の生命あるいは健康に著しい危険をもたらす恐れがあると信ずるべき十分な理由がある場合は，その情報を患者に対して与えなくともよい．

③情報は，その患者の文化に適した方法で，かつ患者が理解できる方法で与えられなければならない．

④患者は，他人の生命の保護に必要とされていない場合に限り，その明確な要求に基づき情報を知らされない権利を有する．

⑤患者は，必要があれば自分に代わって情報を受ける人を選択する権利を有する．

（日本医師会ホームページ「患者の権利に関するWMAリスボン宣言」より引用）

8．守秘義務に対する権利

患者の個人情報，治療経過などは保護されなくてはならない．カルテや検査結果，経過観察の情報は厳重に管理されなければならない．患者に関するメモやノート，検査データの扱いは慎重に行う必要がある．

①患者の健康状態，症状，診断，予後および治療について個人を特定しうるあらゆる情報，ならびにその他個人のすべての情報は，患者の死後も秘密が守られなければならない．ただし，患者の子孫には，自らの健康上のリスクに関わる情報を得る権利もありうる．

②秘密情報は，患者が明確な同意を与えるか，あるいは法律に明確に規定されている場合に限り開示することができる．情報は，患者が明らかに同意を与えていない場合は，厳密に「知る必要性」に基づいてのみ，他の医療提供者に開示することができる．

③個人を特定しうるあらゆる患者のデータは保護されねばならない．データの保護のために，その保管形態は適切になされなければならない．個人を特定しうるデータが導き出せるようなその人の人体を形成する物質も同様に保護されねばならない．

（日本医師会ホームページ「患者の権利に関するWMAリスボン宣言」より引用）

9. 健康教育を受ける権利

すべての人は，病気の予防に関しての知識やどのようにして病気を早期に発見できるかなど，必要な情報に関して教育を受ける権利を持っている．医療者はそうした健康にかかわる知識を患者に教える必要がある．

①すべての人は，個人の健康と保健サービスの利用について，情報を与えられたうえでの選択が可能となるような健康教育を受ける権利がある．この教育には，健康的なライフスタイルや，疾病の予防および早期発見についての手法に関する情報が含まれていなければならない．健康に対するすべての人の自己責任が強調されるべきである．医師は教育的努力に積極的に関わっていく義務がある．

（日本医師会ホームページ「患者の権利に関するWMAリスボン宣言」より引用）

10. 尊厳に対する権利

医療者は患者の尊厳を尊重し，患者の気持ちに共感しつつ医療を行うことが必要である．

①患者は，その文化および価値観を尊重されるように，その尊厳とプライバシーを守る権利は，医療と医学教育の場において常に尊重されるものとする．
②患者は，最新の医学知識に基づき苦痛を緩和される権利を有する．
③患者は，人間的な終末期ケアを受ける権利を有し，またできる限り尊厳を保ち，かつ安楽に死を迎えるためのあらゆる可能な助力を与えられる権利を有する．

（日本医師会ホームページ「患者の権利に関するWMAリスボン宣言」より引用）

11. 宗教的支援に対する権利（図9.4）

患者が精神的に支えとしている信仰を尊重し患者が希望する宗教上支援をできる限り可能にする．

①患者は，信仰する宗教の聖職者による支援を含む，精神的，道徳的慰問を受けるか受けないかを決める権利を有する．

（日本医師会ホームページ「患者の権利に関するWMAリスボン宣言」より引用）

図9.4 宗教的支援
世界には仏教，神道，儒教，道教，ヒンドゥー教，イスラム教，ユダヤ教，キリスト教（プロテスタント，カトリック，ギリシア正教）など，多くの宗教がある．

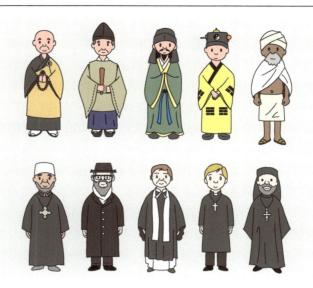

9.3 | 障害者の権利：ノーマリゼーションの考え方から

A. 障害者の権利

　国連では，1970年代から障害のある人の権利に関して，「精神遅滞者の権利に関する宣言」(1971(昭和46)年)，「障害者の権利に関する宣言」(1975(昭和50)年)，「障害者に関する世界行動計画」(1982（昭和57)年)，「障害者の機会均等に関する標準規則」(1993（平成5)年)など，いくつもの宣言や決議を採択してきたが，これらには法的拘束力がなかった．

　「障害者の権利に関する条約」が2006年に国連総会において採択され，2008年に発効した．日本は2007年に署名し，条約締結のため，2009年ころからさまざまな国内法の整備と諸改革を進め，2014年に批准書を寄託した．「障害者の権利に関する条約」は，障害者の人権および基本的自由の享有を確保し，障害者の固有の尊厳の尊重を促進することを目的として，障害者の権利の実現のための措置などについて定めた条約である．

　この条約のおもな内容としては，

①一般原則：障害者の尊厳，自律および自立の尊重，無差別，社会への完全かつ効果的な参加および包容など

②一般的義務：合理的配慮の実施を怠ることを含め，障害に基づくいかなる差別もなしに，すべての障害者のあらゆる人権および基本的自由を完全に実現する

ことを確保，および促進することなど

③障害者の権利実現のための措置：身体の自由，拷問の禁止，表現の自由などの
自由権的権利および教育，労働などの社会権的権利について締約国がとるべき
措置などを規定．社会権的権利の実現については漸進的に達成することを許容

④条約の実施のためのしくみ：条約の実施および監視のための国内の枠組みの設
置．障害者の権利に関する委員会における各締約国からの報告の検討

となっている．

　日本においては，この「障害者の権利に関する条約」の締結に向け，国内法制度
の整備の一環として，「障害を理由とする差別の解消の推進に関する法律」（略称「障
害者差別解消法」）が2013年制定，2016年施行されている．この法律は，すべて
の国民が，障害の有無によって分け隔てられることなく，相互に人格と個性を尊
重し合いながら共生する社会の実現に向け，障害を理由とする差別の解消を推進
することを目的としている．

B.　ノーマリゼーションとはなにか

　ノーマリゼーションとは，社会的支援を必要としている人々（たとえば障害のあ
る人たち）を受容し，障害のない人と同様のノーマルな生活ができるように支援す
べきという考え方であり，1960年代に北欧諸国を中心に始まった社会理念であ
る．

a.　ノーマリゼーションの歴史

　ノーマリゼーションの考え方が誕生する以前は，対象者を隔離する目的で多く
の国で入所施設がつくられ，障害のある人たちは入所施設で生活した．しかし，
そうした施設の多くは人間としての尊厳や権利を保障できるものではなかった．
1930年代，スウェーデンで障害者の社会的不平等を改善しようという運動が起
こる．

①ノーマリゼーションの誕生：1946年スウェーデン障害者雇用検討委員会報告
書で初めて社会的不平等をなくし，雇用状態や生活を「ノーマリゼーション化」
することが必要と記される．1956年デンマーク知的障害者福祉法で「知的障
害者が，できるだけノーマルな生活ができるようにする」と記される．法案作
成に尽力したバンクーミケルセンをノーマリゼーション「誕生の父」と呼ぶ人も
いる．

③ノーマリゼーションの成長：1969年スウェーデンのベンクト・ニィリエが論
文「ノーマリゼーションの原理とその人間的処遇とのかかわり合い」を米国の精
神遅延遅滞に関する大統領委員会報告書に公表した．ノーマリゼーションを概
念だけでなく具体的に示したこの論文は，世界中に知られるようになる．ニィ
リエはノーマリゼーション「育ての親」と呼ばれる．

表9.2　ノーマリゼーションの原理	1.　1日のノーマルなリズム 2.　1週間のノーマルなリズム 3.　1年間のノーマルなリズム 4.　ライフサイクルにおけるノーマルな発達的経験 5.　ノーマルな個人の尊厳と自己決定権 6.　その文化におけるノーマルな性的関係 7.　その社会におけるノーマルな経済水準とそれを得る権利 8.　その地域におけるノーマルな環境形態と水準

表9.3　ノーマリゼーションの発展	1948年　世界人権宣言 1975年　「障害者の権利宣言」採択（第30回国連総会） 1981年　国際障害者年

b.　ノーマリゼーションの原理について

　ニィリエが提唱した「ノーマリゼーションの原理」は，表9.2の8つの側面からなる．ニィリエはこの原理を「障害の程度にかかわらずすべての障害者に適用し社会的弱者にあてはまる」と述べる．ノーマリゼーションの原理とは障害者や社会的弱者が社会から隔離され切り離されることなく個人の尊厳を保ち理解され，自分らしく生きられるための原理ともいえる．

c.　ノーマリゼーションの発展

　障害を社会福祉としてではなく，人権の問題として考える方向に転換し，表9.3のように発展してきた．

C.　災害とノーマリゼーション

　2011（平成23）年の東日本大震災では，多くの犠牲者が発生した．災害時に障害者の受けた被害は，一般住民に比べて大きいことが明らかになっている．NHKが被災3県（岩手，宮城，福島）沿岸部の27市町村で行った聞き取り調査によると障害者の死亡率は一般住民の2倍だったと報告されている．

a.　災害と自治体の取り組み

　東日本大震災により，弱者をはじめ多くの犠牲者が発生した岩手県陸前高田市では，戸羽太市長が「ノーマリゼーションという言葉がいらないまち」をビジョンに掲げ，個別行動計画を記したアクションプランに基づき障害者を含め誰もが安心して住めるまちづくりを進めている（図9.5）．2014年3月に米国ニューヨークで開催された「災害と障害者」をテーマにした国連関連行事で，同市副市長（当時）の久保田崇氏が提唱した陸前高田市の「ノーマリゼーションという言葉がいらないまちづくり」の概要は以下のとおりである．

　①今後建設する新しい公共施設は可能な限りバリアフリーとする．

　②緊急時の避難所のいくつかを「福祉対応避難所」とし，車いすやオストメイト対応できる備品を常備し，専門スタッフが対応できるようにする．

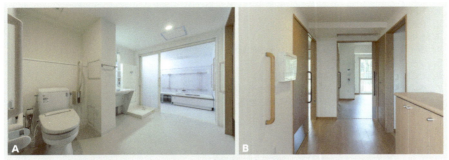

図 9.5　岩手県陸前高田市の災害公営住宅
A. 陸前高田市災害公営住宅に設けられたバリアフリー浴室．車いす利用者などの使用を考慮し，出入口を幅広く設けている．B. 陸前高田市災害公営住宅に設けられたバリアフリー居室．障害者が使用しにくい開き戸に代え，引き戸の工夫がされている．

③研修などの場を通じ，障害者とともに復興について考えていく．

　また，ハード面だけではなく，人々の意識を含めたソフト面でも障害者とともに生きる社会を築くことができるよう，人々の考え方のバリアフリー化が必要という視点を強調している．巨大地震が懸念される日本では今後災害時のノーマリゼーションを視点に入れて行政を進めていくことが不可欠であろう．

10. インフォームド・コンセント

インフォームド・コンセント (informed consent) とは，「十分な説明を受け，理解したうえでの合意」とされている．医師または医療者が説明をして，患者が説明を受けただけでは成立したとはいえず，理解したかどうかが重要である．ただし，専門的なことを理解してもらえたかどうかはなかなか難しいところである．インフォームド・コンセントは，医師が行うだけでなく医療者が行うものも含むが，本章ではまとめて医師と表現している．

10.1 | インフォームド・コンセントの概念

患者—医師の関係では，医師には患者が理解できるように説明する「義務」があり，患者は真実を知り正しい情報を得る「権利」がある．説明を理解したうえで患者の自由意思に基づき選択した治療を受けることを合意するという意味を持つ．患者と医師の関係は医療上の法的な義務と権利の関係を持つとされる．

医師が説明する内容は，患者の病気の診断名，状態，検査結果とともにその治療法，予後なども含むものである．また一般的な説明だけではなく，担当医師本人が同様な症例で行った手術の成功率なども説明が必要である．治療法それぞれ

図 10.1 インフォームド・コンセントの場面のイメージ

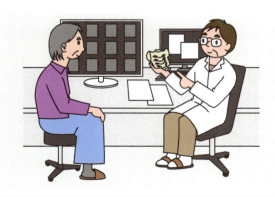

の利点や副作用および治療にかかる費用や社会復帰までの期間なども必要に応じ説明する．患者は納得がいくまで質問することができる（図10.1）．

10.2 インフォームド・コンセントが成立するまでの歩み

A. ヒポクラテスの誓い

医師の医療に対する心構えとして，ギリシャ時代から「ヒポクラテスの誓い」が語りつがれている．ヒポクラテスの誓いの内容は「私の能力と判断に従い，医療の技法を病める人を助けるために用いますが，決して人を傷害したり悪いことをする考えで用いません」というものである．ヒポクラテスの誓いは医師の倫理観に対する指針ではあるが，患者に対する説明や患者の同意に対しては言及していない．長い間，医師は自分の判断に基づき最善の治療をすることが良いとされてきた．また，世界的に，患者は治療の多くを理解しないまま，医師に任せるというパターナリズム（家長主義，paternalism）が主流であった．

B. パターナリズムの見直しと米国の人権運動

パターナリズムとは，父が一家の主として権限を持ち一家を支え一家の方針を決定するという封建時代のシステムである．近代社会になると一家の主が家族に説明もせず，同意を得ることもなく物事を進め，また家族も主の決定に逆らえないというあり方は，批判を受けるようになる．同様に医療の世界も医師が家長のごとく患者に説明もなく同意もなしに医療行為を行うことに対し，疑問が生まれてきた．

1960年代，米国では反戦運動や女性解放運動が盛んになる．同時に医療に対してもパターナリズムであることが批判されるようになった．

C. 生命倫理の台頭

生命倫理（バイオエシックス，bioethics）は，生命や生活を意味するバイオ（bio）と，倫理ないし倫理学を意味するエシックス（ethics）の複合語として生まれた言葉である．1960年代から70年代にかけて，新しい生命倫理観に関する研究が盛んになった．当時米国では，生命科学や医療をめぐる問題として，臓器移植と死の定義，人工妊娠中絶，尊厳死・安楽死，医学実験，遺伝子操作など，社会的な議論が提起されつつあった．1969年，ニューヨークに世界初のバイオエシックス研究所であるヘイスティングスセンターが設立され，その後ジョージタウン大学ケネディ倫理学研究所が1971年に設立されている．

D. 医療訴訟の増加と医療の見直し

1960年代の人権運動の高まりと並行し，米国では医療訴訟が増加した．医療訴訟では患者の人権について注目され，医師が検査や治療について十分説明したか，患者の人権を尊重して治療したかなどが判決の焦点となった．そのため，患者の権利に対しての意識が高まり，米国に続きカナダでも同様の流れが起きていく．そのような裁判で，医師が敗訴するケースも増加した．

裁判上の人権保護の指針となる基準として，「ニュールンベルクの倫理綱領」が注目されるようになった．

E. ニュールンベルクの倫理綱領

ニュールンベルクの倫理綱領（1947年）は，第2次世界大戦中ドイツナチスが行った非人道的人体実験による反省から，再発させない目的でニュールンベルク国際軍事裁判所が作成したもので，研究目的での医療行為を行うにあたって必ず守るべき10項目の原則である．「医学研究においては，その被験者の自発的同意が本質的に絶対に必要である」という言葉が最初に述べられている．研究の内容について知らされ，理解し自由に選択できる状況の下で自発的同意をすることが必要と明言されている．

ニュールンベルクの倫理綱領は，医学研究における被験者の人権を守るためのものだが，これが治療を受ける患者にも適応され，インフォームド・コンセントの手本となったものである．

10.3 インフォームド・コンセントの成立

A. ヘルシンキ宣言

ヘルシンキ宣言とは，1964年，フィンランドのヘルシンキ（図10.2）で開催された第18回世界医師会総会で採択された「ヒトを対象とする医学研究の倫理原則」である．

1975年，東京で開催された世界医師会総会でインフォームド・コンセントの指針を加え「ヘルシンキ宣言（1975年東京修正）」を採択した．これが現在のインフォームド・コンセントの指針となっている．

ヘルシンキ宣言はその後，追加や修正が数回加えられ，2013年，ブラジルのフォレスタ総会での修正版が表10.1である．ヘルシンキ宣言は，治療や研究に伴うリスクや負担，社会的弱者に対する配慮，プライバシーと秘密保持，プラセボの

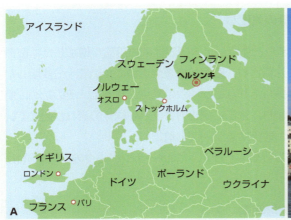
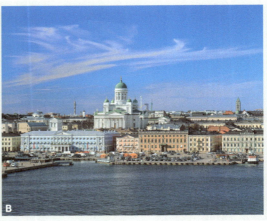

図10.2　ヘルシンキ
[B：klug-photo]

表10.1　ヘルシンキ
宣言「人間を対象とす
る医学研究の倫理的原
則」
2013年，ブラジルの
フォレスタ総会での修
正版
通し番号はヘルシンキ
宣言の番号である.
[日本医師会ホーム
ページ，日本医師会和
訳]

序文

1. 世界医師会（WMA）は，特定できる人間由来の試料およびデータの研究を含む，人間を対象とする医学研究の倫理的原則の文書としてヘルシンキ宣言を改訂してきた.
   本宣言は全体として解釈されることを意図したものであり，各項目は他のすべての関連項目を考慮に入れて適用されるべきである.

2. WMAの使命の一環として，本宣言は主に医師に対して表明されたものである. WMAは人間を対象とする医学研究に関与する医師以外の人々に対してもこれらの諸原則の採用を推奨する.

一般原則

3. WMAジュネーブ宣言は，「私の患者の健康を私の第一の関心事とする」ことを医師に義務づけ，また医の国際倫理綱領は，「医師は，医療の提供に際して，患者の最善の利益のために行動すべきである」と宣言している.

4. 医学研究の対象とされる人々を含め，患者の健康，福利，権利を向上させ守ることは医師の責務である. 医師の知識と良心はこの責務達成のために捧げられる.

5. 医学の進歩は人間を対象とする諸試験を要する研究に根本的に基づくものである.

6. 人間を対象とする医学研究の第一の目的は，疾病の原因，発症および影響を理解し，予防，診断並びに治療（手法，手順，処置）を改善することである. 最善と証明された治療であっても，安全性，有効性，効率性，利用可能性および質に関する研究を通じて継続的に評価されなければならない.

7. 医学研究はすべての被験者に対する配慮を推進かつ保証し，その健康と権利を擁護するための倫理基準に従わなければならない.

8. 医学研究の主な目的は新しい知識を得ることであるが，この目標は個々の被験者の権利および利益に優先することがあってはならない.

9. 被験者の生命，健康，尊厳，全体性，自己決定権，プライバシーおよび個人情報の秘密を守ることは医学研究に関与する医師の責務である. 被験者の保護責任は常に医師またはその他の医療専門職にあり，被験者が同意を与えた場合でも，決してその被験者に移ることはない.

10. 医師は，適用される国際的規範および基準はもとより人間を対象とする研究に関する自国の倫理，法律，規制上の規範ならびに基準を考慮しなければならない. 国内的または国際的倫理，法律，規制上の要請がこの宣言に示されている被験者の保護を減じあるいは排除してはならない.

11. 医学研究は，環境に害を及ぼす可能性を最小限にするよう実施されなければならない.

12. 人間を対象とする医学研究は，適切な倫理的および科学的な教育と訓練を受けた有資格者によってのみ行われなければならない. 患者あるいは健康なボランティアを対象とする研究は，能力と十分な資格を有する医師またはその他の医療専門職の監督を必要とする.

13. 医学研究から除外されたグループには研究参加への機会が適切に提供されるべきである.

14. 臨床研究を行う医師は，研究が予防，診断または治療する価値があるとして正当化できる範囲内にあり，かつその研究への参加が被験者としての患者の健康に悪影響を及ぼさないことを確信する十分な理由がある場合に限り，その患者を研究に参加させるべきである.

15. 研究参加の結果として損害を受けた被験者に対する適切な補償と治療が保証されなければならない.

インフォームド・コンセント

25. 医学研究の被験者としてインフォームド・コンセントを与える能力がある個人の参加は自発的でなければならない. 家族または地域社会のリーダーに助言を求めることが適切な場合もあるが，インフォームド・コンセントを与える能力がある個人を本人の自主的な承諾なしに研究に参加させてはならない.

26. インフォームド・コンセントを与える能力がある人間を対象とする医学研究において，それぞれの被験者候補は，目的，方法，資金源，起こり得る利益相反，研究者の施設内での所属，研究から期待される利益と予測されるリスクならびに起こり得る不快感，研究終了後条項，その他研究に関するすべての面について十分に説明されなければならない. 被験者候補は，いつでも不利益を受けることなしに研究参加を拒否する権利または参加の同意を撤回する権利があることを知らされなければならない. 個々の被験者候補の具体的情報の必要性のみならずその情報の伝達方法についても特別な配慮をしなければならない.
    被験者候補がその情報を理解したことを確認したうえで，医師またはその他ふさわしい有資格者は被験者候補の自主的なインフォームド・コンセントをできれば書面で求めなければならない. 同意が書面で表明されない場合，その書面によらない同意は立会人のもとで正式に文書化されなければならない.
    医学研究のすべての被験者は，研究の全体的成果について報告を受ける権利を与えられるべきである.

27. 研究参加へのインフォームド・コンセントを求める場合，医師は，被験者候補が医師に依存した関係にあるかまたは同意を強要されているおそれがあるかについて特別な注意を払わなければならない. そのような状況下では，インフォームド・コンセントはこうした関係とは完全に独立したふさわしい有資格者によって求められなければならない.

28. インフォームド・コンセントを与える能力がない被験者候補のために，医師は，法的代理人からインフォームド・コンセントを求めなければならない. これらの人々は，被験者候補に代表されるグループの健康増進を試みるための研究，インフォームド・コンセントを与える能力がある人々では代替して行うことができない研究，そして最小限のリスクと負担のみ伴う研究以外には，被験者候補の利益になる可能性のないような研究対象に含まれてはならない.

29. インフォームド・コンセントを与える能力がないと思われる被験者候補が研究参加についての決定に賛意を表することができる場合，医師は法的代理人からの同意に加えて本人の賛意を求めなければならない. 被験者の候補の不賛意は，尊重されるべきである.

30. 例えば，意識不明の患者のように，肉体的，精神的にインフォームド・コンセントを与える能力がない被験者を対象とした研究は，インフォームド・コンセントを与えることを妨げる肉体的・精神的状態がその研究対象グループに固有の症状となっている場合に限って行うことができる. このような状況では，医師は法的代理人からインフォームド・コンセントを求めなければならない. そのような代理人が得られず研究延期もできない場合，この研究はインフォームド・コンセントを与えられない状態にある被験者を対象とする特別な理由が研究計画書で述べられ，研究倫理委員会で承認されていることを条件として，インフォームド・コンセントなしに開始することができる. 研究に引き続き留まる同意はできるかぎり早く被験者または法的代理人から取得しなければならない.

31. 医師は，治療のどの部分が研究に関連しているかを患者に十分に説明しなければならない. 患者の研究への参加拒否または研究離脱の決定が患者・医師関係に決して悪影響を及ぼしてはならない.

32. バイオバンクまたは類似の貯蔵場所に保管されている試料やデータに関する研究など，個人の特定が可能な人間由来の試料またはデータを使用する医学研究のためには，医師は収集・保存および/または再利用に対するインフォームド・コンセントを求めなければならない. このような研究に関しては，同意を得ることが不可能か実行できない例外的な場合があり得る. このような状況では研究倫理委員会の審議と承認を得た後に限り研究が行われ得る.

使用などに関して言及しており，全37項目からなっている．

　ヘルシンキ宣言の精神は，医学研究に参加する被験者や医療を受ける人々の権利を尊重し保護することを示した倫理指針といえる．

10.4 インフォームド・コンセントの詳細

A. インフォームド・コンセントの前提条件

　医師が患者からインフォームド・コンセントを得る前に，患者に説明し理解，納得が必要な条件は以下のとおりである．まずこうした条件を説明し，インフォームド・コンセントを得ることが望ましい．

(1) 患者から医師に対しての質問の自由　　治療や検査に関して質問があれば納得するまで患者は医師に説明を求めることができる．

(2) 医療における責任の所在について　　患者が選択した治療を医師が行った場合，医療の責任は患者ではなく医師にある．

(3) 患者の同意拒否権について　　患者が診療行為の説明を医師から受けても患者はいずれの選択肢にも同意しなくてもいいと同時に，診療を受けないことの医学的結末について説明を受ける権利がある．

(4) 患者の同意撤回権　　患者が医師に同意を与えても患者の考えが変わった場合，同意を撤回できる．同意した医療が開始前なら中止し，開始後でも中止が可能なら中止してもらう権利がある．

(5) 医師を選ぶ権利　　患者は医師を選ぶ権利があり，医師を変える権利がある．

(6) 患者の診療拒否権　　患者は医師の治療に満足できないときは診療を拒否できる．

(7) 患者の医療選択権の制限　　患者は医師が提示しない診療を医師に強要することはできない．患者は医師に希望する治療法を述べることはできるが医師に指示することはできない．患者が希望しても，医学的に不適切である場合などは医師は拒否できる．患者が希望するという理由で医学的に不適切な治療を行う事はできない．

B. インフォームド・コンセント取得の実際

a. 患者は知る権利を持ち，医師は説明する義務を持つ

　患者は自分の病名や病状について真実を知る権利を持つ．また，必要な検査や検査に伴うリスクについて説明を受ける権利を持つ．各治療法の効果，副作用，

起こりうる危険性，予後の見通しについて説明を受けることができる．一般的な情報だけでなく，担当する医師がこれまでに行った同様のケースの治療の効果も説明を受けることができる．

医師は患者が病状，必要な検査，効果が期待できる治療法，治療の効果，利点，欠点などについて，患者が理解したうえで，治療法を選択できるように説明する義務を持つ．

こうした説明を受けて，患者は説明を受けた治療法の中から希望する治療を自己の意思で決定する．そのうえで，患者は医師が医療行為を行うことに同意する．患者の同意により，医師は患者への故意の傷害という違法性が却下され，故意の傷害罪には問われない．つまり，患者からインフォームド・コンセントを得て初めて医療行為を行うことが可能となる．

b. 日本の医療とインフォームド・コンセント

従来，日本では人権意識や契約観念は薄く，医療は契約ではなく医師と患者の間の信頼関係や人間関係と暗黙の了解の中で成立してきた．米国から一歩遅れて導入されたわが国のインフォームド・コンセントは，1990年，日本医師会が発表した「『説明と同意』についての報告」において「説明と同意」という言葉が記載され，米国のシステムを参考にして日本独自のものとしてまとめられた．米国的な訴訟回避という側面を強く意識するのではなく，単に医師と患者間のより良い関係を形成するために必要であるとされている．わが国の医療の歴史，国民性，および文化的・社会的背景などを十分に考慮しながら，わが国に適した形のインフォームド・コンセントが定着する努力がなされている．

しかし，自分の病気の病状について知りたくないという患者も多い日本のこれまでの社会環境の中で，病名や病状を知らせることには，医療関係者は配慮し，また患者に対する共感を持って仕事を行う必要がある．患者に正直でありながら患者の希望を失わせず，治療法を選択できるサポートが必要となる．なぜなら，患者が選択した治療に満足することは，予後を良くするというエビデンスがあるからである．

c. コミュニケーション能力がインフォームド・コンセント取得に不可欠

医師が病名や病状について説明し，患者が納得のいくまで安心して質問ができる環境作りは，医療関係者の責任ともいえる．コミュニケーション能力の重要性が指摘されている．治療に希望が持てる場合もあれば，思わしくない場合もある．SPIKES（setting, perception, invitation, knowledge, empathy & exploration, strategy & summary）と名付けられたルールは，2000年にWalter F. Baileらが *The Oncologist* に発表したがん告知の際のプロトコールである．悪い知らせの伝え方として，患者の治療選択をサポートする手掛かりとして，また，患者—医師間のよいコミュニケーションを成立させるために参考になると思われる．表

S（setting） 伝えるときの環境設定	• プライバシーが守れる場所 • 患者が信頼できる家族などを同席 • きちんと患者の顔を見て説明 • 患者の話を遮らない
P（perception） 患者の病状に対する認識を知る	• 患者がどの程度自分の病気について，これまで説明を受けているか知る
I（invitation） 患者がどこまで知りたいかを把握する	• 詳しく説明が必要か要点だけを希望しているかを尋ねる • 知りたくない患者には知らせないのでなく，なぜ知りたくないかその理由を把握する
K（knowledge） 情報提供	• 患者の気持ちの状態をみて説明 • 専門用語を使わずわかりやすく説明 • 一度にたくさん話さず少しずつ説明 • 内容が理解できているか確認しながら話を進める
E（empathy & exploration） 患者の気持ちを共感し探索する	• 患者の気持ちを想像し共感 • 患者の心配や不安について探索 • 患者の気持ちを受容し承認
S（strategy & summary） 今後の方針とまとめ	• これまでの話のまとめと治療計画について説明する

表 10.2　SPIKES
SPIKES は医師が患者に悪い知らせを告げるときの 6 つのステップである．
［参考：Walter F. Baile *et al.*, *The Oncologist*, **5**, 302–311（2000）］

10.2のようにすることで，患者が理解しやすいように病状を伝え，質問しやすい環境に気を配りながら，治療選択をしやすくサポートすることが必要である．

11. | コミュニケーションの重要性

コミュニケーションの重要性として，医療者に求められる基本的なコミュニケーションと，管理栄養士・栄養士が栄養の指導に必要なコミュニケーション能力と技術（カウンセリングとコーチング）について説明する．

管理栄養士・栄養士は，医療職の一員として，栄養管理プロセス*（≒栄養ケア・マネジメント）を実施する中で，他の医療専門職と協働する．また，患者や家族に対して栄養の指導を通して，栄養管理（≒栄養ケア）を提供する．管理栄養士・栄養士の行う栄養管理の中心には，コミュニケーションを基本とする技術が含まれることから，対人支援において信頼関係を構築するコミュニケーション技術の質の向上が求められる．

*栄養管理プロセス（nutrition care process：NCP）とは，栄養管理の国際的な基準として，①栄養アセスメント，②栄養診断，③栄養介入，④栄養モニタリングと評価の4段階で構成される手法である．

11.1 | コミュニケーションの基本

A. コミュニケーションと会話，対話

a. コミュニケーションとは

コミュニケーション（communication）は，「社会生活を営む人間の間に行われる知覚・感情・思考の伝達であり，言語・文字，その他視覚・聴覚に訴える各種のものを媒体とする」（『広辞苑』岩波書店）と定義されている．

コミュニケーションの語源は，ラテン語の「communis（共通の）」「communio（交わり）」と，「munitare（舗装する，通行可能にする）」からなる．つまり，人間が生活をしていくうえで，相互に発信する言語・文字などの媒体を通して，知覚・感情・思考において共通点を見いだし共有するというプロセスであるといえる．

米国の看護学者アーネスチン・ウィーデンバック（1900〜1996年）は，コミュニケーションの基本的な構成要素として，①送り手，②受け手，③刺激，④メッセージ，⑤伝達経路の5つを挙げている．

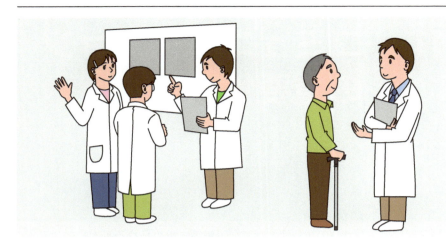

図11.1　医療コミュニケーションのイメージ

①送り手：メッセージを発する人である.

②受け手：メッセージを伝達される人である.

③刺激：送り手が別の誰か（受け手）にメッセージを送ろうと動機づけられるものである.

④メッセージ：自分自身あるいは相手に伝達する思考や感情などの無形なものから，伝達可能な有形なものに変換したもの. 視覚，嗅覚，味覚，聴覚，触覚の五感でとらえたものを言語に置き換えることで，信号化，暗号化または符号化といわれる. たとえば，触覚で寒いと感じた低温を「さむい」と言語化することである.

⑤伝達経路：メッセージを伝達する通路，手段である. 会話の際の空気，糸電話の糸，手紙の紙，電話回線，インターネットなどである.

　メッセージにおける思考や感情は，送り手と受け手のそれぞれの個人の特性である「背景」や「価値観」に影響を受ける. 個人の背景は，コミュニケーション技能，態度，知識，経験，教育，社会制度，文化であり，価値観は，人間観，人生観，職業観，世界観，自己概念，他者認知が含まれる. さまざまな伝達経路を通じて受けとられたメッセージは，解釈され思考や感情が加わり，新たなメッセージの刺激となり，これが相互に発信されることによって，互いに関連づけ，意味づけされてコミュニケーションの効果として現れる（図11.1）.

　メッセージには，言語的コミュニケーション（音声言語，準音声言語）と非言語的コミュニケーション（身体動作，発声行動，身体接触，空間行動）の表現方法がある. また直接対面，電話などの本来的手段や，手紙，電子メール，メモなどの補助的手段などの伝達方法によって発信される.

b.　会話，対話とは

　会話は，2人あるいはそれ以上の主体者が，言語，手話，ジェスチャーを発生

させ，空気，電話回線，インターネットなどのさまざまな伝達手段による意思表示形態によって，共通の話題をやりとりするコミュニケーションであり，話をする行為全般をさすとされる．一方，対話とは，主体者が直接的に対面し話すこと，2人の人が言葉を交わす行為に限定される．

　医療分野で行われるコミュニケーションの多くは，医療関係者間，患者やその家族との対話である．しかし，同じ時間を共有し，同じ話題や事柄について会話がされていても，それぞれの立場や状況が違えば，物事の見方や考え方，感情，相互にその話題や事柄についての理解した意味が異なり，結果として個々の受け止め方と理解度が「ずれる」可能性があることが予想される．会話は，互いの理解した意味の「ずれ」をすり合わせ，共有していくための重要なプロセスである．

　つまり，会話を通じたコミュニケーションは，相互の単なる情報だけでなく，意味，思考，感情などを共通理解するための重要なプロセスであるといえる．

B. コミュニケーションの種類

　コミュニケーションの種類は2種類ある（図11.2）．1つは，情報が送り手から受け手に一方向的に送られる作用であり，マスコミによる市民への一方向の情報伝達に代表されるものである．これは，送り手が受け手に一方向に意味を伝達する過程，また送り手が受け手に一方向に影響を及ぼす過程がコミュニケーションであるという考え方である．もう1つは，送り手と受け手が相互に役割を代え，連続してメッセージをやりとりするものであり，双方向的なプロセスによって情報，意味，感情の共有を目標とする．

C. コミュニケーションの手段

　コミュニケーションの手段は，言語的コミュニケーションと非言語的コミュニケーションに大別される（図11.3）．

a. 言語的コミュニケーション

　言語的コミュニケーションには，言語的手段と準言語的手段がある．言語的手段には，音声言語と補足的手段としての文字言語がある．言語的コミュニケーショ

図11.2　コミュニケーションの種類

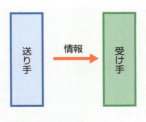
一方向的なコミュニケーション

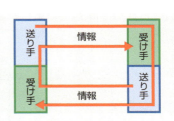
双方向的なコミュニケーション

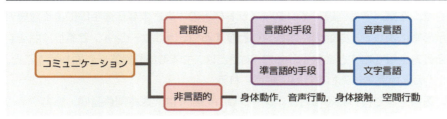

図 11.3　言語的コミュニケーションと非言語的コミュニケーション

ンには「意味」があり，辞書に書かれているような一般的な意味と，個人の過去の経験からなる私的な意味が含まれる．

　言語的コミュニケーションでは，送り手と受け手の間で，言葉の意味を共有することで成り立つものであるため，送り手が発する言語を，受け手が理解できない場合には，言語的コミュニケーションは成立しない．音声言語が本来的手段であるが，文字言語による補助的手段を使用すると有効である（表11.1）．

　脳血管疾患などによって，運動性失語症となった場合や，喉頭を摘出した場合など，言葉の理解はできるが発語が困難となる場合には，文字盤などの補助的手段のツールを用いたコミュニケーションによって，意思疎通を図る工夫が必要となる．

　準言語的手段である言語には，声の大きさ，口調，速度などは，その人の印象に影響する要素をもつ．

b.　非言語的コミュニケーション

　非言語的コミュニケーションには，おもに身体動作，音声行動，身体接触（タッチ，タッチング），空間行動がある．

（1）身体動作　おもに頭や手，腕などを用いた身振り（ジェスチャー）や顔の表情，姿勢，アイコンタクトのことをさす．

①身振りは，首の縦に振る「うなずき」などの同意的・肯定的・受容的意味をもつ表像的動作や，特定のメッセージを伝えるための意識的・意図的な動作，その個人の習慣的な動作などの無意識的に行う動作がある．

②表情は，個人の感情や態度などを表す顔面の変化による表現方法でもあり，心理状態が顔面に反映される．表情は，驚き，恐怖，嫌悪，怒り，幸福，悲しみという6つの基本的情動に対応して変化するといわれている．表情は，人種，

	言語的コミュニケーション	非言語的コミュニケーション
本来的手段	会話，口調，声の大きさなど	身体動作（体格，服装，ジェスチャー，表情など），音声行動（あいづち，笑い声，沈黙など），身体接触（タッチ），空間行動（対人距離，パーソナルスペース）
補助的手段	手紙，メール，書誌，歌など	物質（絵，食べ物など），生物（花，動物など）

表 11.1　コミュニケーションの本来的手段と補助的手段

文化，使用言語による違いはほとんどないといわれている．

③姿勢は，立ったり座ったりしているときの身体全体の動作や方向性である．リラックスした姿勢で，顔や体を相手のほうへ向けて椅子に座ることは，相手の会話への興味や受け止める意図などを表し，じっくりと話を聴く準備ができており話しやすい印象を与える．

④アイコンタクトとは，目と目を合わせることである．アイコンタクトの機能には，①感情表出を中心とする対人的態度の表出，②自分へのフィードバックを含める情報収集，③会話の流れを調節する機能の3つがある．目の高さを対象者に合わせることは，対等な立場であることを示し，話しやすい印象を与える．会話の途中の目線のそらしは，会話に関心がない場合や緊張を示すなど，アイコンタクトによって自分の話が相手に与える影響を知ることができる．

(2) 音声行動　発語を補助する間投詞や感嘆詞，意識的に発せられた相づちなどの音響的メッセージをさし，感情や意思などの情報が含まれている．また間と沈黙などは，会話の流れを構成する要素であり，間は対象者の反応をみるために必要であるし，話し手においても話している内容を整理するのに役立つ．沈黙は場合によって陽性感情と陰性感情の両者を意味する．

(3) 身体接触（タッチ，タッチング）　意図的な身体接触を，タッチまたはタッチングという．土蔵愛子（2003）は，タッチを，①治療的タッチ（マッサージや指圧などの治療を目的として触れること），②道具的タッチ（バイタルサインのチェック，血圧測定など検査や処置を目的として触れること），③共感的タッチ（苦痛の軽減，励ましなどコミュニケーションを主体にした目的で触れること）の3つに分類している．

共感的タッチは，病状に対する不安を打ち明けている対象者の手や肩にそっと触れ，対象者への共感を表現するときに行われる．タッチの効用には，親和作用があり，触れられた相手に悩みを話して気持ちをすっきりさせるという浄化作用のきっかけをつくるといわれている．しかし，異性間や突然触れられて不快に思う人もいるため，対象者の性別や年齢にも注意が必要である．

(4) 空間行動　空間行動とは，自分の空間をつくり，その空間を保ちながら行動することである．対人距離とは，個人が他者との社会的接触を試みるときにみられる物理的距離をさし，特に会話のときの人と人との距離をいい，話し手と聴き手の感情に影響を及ぼす．エドワード・T・ホール（1966）は，対人距離を，①密接距離（0〜45 cm：一方が手を伸ばして届く範囲），②個体距離（45〜120 cm：互いに手を伸ばしたら届く範囲），③社会距離（120〜360 cm），④公衆距離（360 cm以上）の4つの距離帯に区分している．

会話をする場合は，互いの関係性や接触の目的に応じて距離帯を使い分けて適切な距離を保つ．密接距離は，身体的接触が起きやすいため，他者が不用意にこの距離内に入ってくると不快感を生じる．個体距離は身体接触ができるかできな

い距離であるため，自分の独立性を保つために自分と他者との間でとられる距離である．社会距離は社交上の交流や仕事などでとる距離である．公衆距離は講演会などでの距離であり，二者間での言語によるコミュニケーションをとることが難しい距離である．

11.2 医療におけるコミュニケーション

A. 医療におけるコミュニケーションの目的

　医療におけるコミュニケーションの目的は，医療関係者と患者が満足度の高い医療を提供し，享受することである．相互に高い満足度を得るためには，コミュニケーションを手段として，相互の発信するメッセージの意味や感情の理解を深め，互いに信頼できる関係性を築くことが目的である．

B. 医療の場におけるコミュニケーションモデル（ヘルスコミュニケーション）

　ピーター・G. ノートハウスら（1997）は，医療の場における関係者間の交流をヘルスコミュニケーションモデルとして示した（図11.4）．これは，医療の場の人間関係は，①医療者と患者，②医療者と医療者，③医療者と重要な他者，④患者と重要な他者という4つの型にあてはまり，それぞれの人間関係が，他の人間関係に影響しあうといわれているため，患者をとりまく多方向の人間の良好なコミュニケーションとその信頼関係の構築ができて医療が成立する．

　良質な医療を提供するためには，医療にかかわるすべての専門職者（医師，看護師，薬剤師，理学療法士，作業療法士，言語聴覚士，管理栄養士・栄養士，医療ソーシャルワーカーなど）は，患者との関係構築における責任があり，医療者側から患者側への積極的なかかわりを行うことによって，良好な関係が構築でき，維持されるとされる．

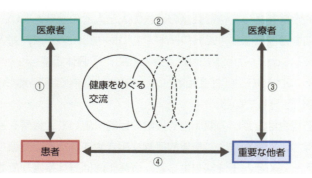

図11.4 ヘルス・コミュニケーション・モデル
それぞれの人間関係はほかの関係にも影響する．
[Peter G. Northouse *et al.*, *Health Communication*（3rd Ed.），Pearson（1997）より改変]

医療の中で必ず行われるのがインフォームド・コンセントであり，医師が患者やその家族に治療方法の選択肢やその利点・欠点の説明をし，患者自身がその治療プログラムに同意するかを決断する場面である．医師を含む医療者は，患者自身が主体的に治療プログラムに参加できるように情報提供し，治療方針の決定に必要な情報を収集するだけでなく，患者自らにとってのその後の生活や人生に有益的であり，患者自らが納得のできる意思決定がされるようにすべきである．そのためには，患者側の希望やその背景にある思いや考えを傾聴することが，相互の信頼関係につながり，患者自らが自律的な決定ができるようになる．こうした良好な信頼関係に基づいたコミュニケーションが重要である．

患者が自律的な自己決定をする際に，患者に協力して一緒に考える立場にある重要な他者への支援も重要である．特に高齢者では，医療上の自己決定になれていない場合があるため，患者の理解度に応じたわかりやすい情報提供と，重要な他者とともに自己決定の支援が必要である．患者と重要な他者との関係性を把握し，必要に応じて関係性を調整するなどの直接的・間接的な支援が求められる．

11.3 関係性を構築するための医療者のコミュニケーション

A. 医療者に必要なコミュニケーション能力と態度

医療の専門職として，対象者との信頼関係を構築し，コミュニケーションを促進するための能力と態度が重要である．対象者は，患者や他の医療職，ならびに家族などの重要な他者である．

a. 医療者に必要なコミュニケーション能力

対象者とのコミュニケーションを促進するために，医療者は「聴く」「話す」「理解する」能力が必要である．これらはカウンセリングのスキルでもある．カウンセリングとは，単に悩みを聞くのではなく，言語的コミュニケーションと非言語的コミュニケーションを通し，行動変容を試みる人間関係を築くものである．

(1)聴く 聴くことは「傾聴する」ことといわれる．相手の話をただ聞くのではなく，相手の話の内容に関心を持ち，感情を感じとることである．医療者が熱心に対象者の話を聴くことで，対象者は受容されたという満足感と信頼感を得ることができる．話を急がせたり，途中でさえぎったりせず，ゆっくりとした態度で，最後まで聴くことによって，相手を尊重していることを表すことができる．

また，対象者の表情，しぐさ，視線，手の動きなどの非言語的な表現として示されるメッセージも言語と同様に注意深く観察し，受け取るようにする．

さらに傾聴の技法としては，明るい表情や態度で聴く姿勢で，対象者の話の内

容に「うなずきと相づち」による反応を示したり，「～ですね」と対象者が話した内容を繰り返したり，話の内容を要約して返したりするなどの細やかに反応を示すことが必要である．このとき，また対象者が表出した感情をありのままに感じとる「共感」をもって聴くことも重要である．

(2) 話す 　対象者の身体的，精神的，社会的状態とその他の習慣などの現在と過去の状況を把握し，対象者が理解できるように話すことが求められる．

対象者が聞き取れるような声の大きさ，話し方，相手にわかるような言葉や話の内容にすることが求められる．話の目的を明確に伝えられるように言葉を選ぶ必要がある．たとえば，聴覚が低下している対象者にはゆっくりと大きな声で丁寧に話すなど，対象者の個々の状況に合わせた話し方をし，専門用語を別の言葉で説明したり質問をするなど，対象者の理解力に応じた話し方が求められる．

医療者は，言葉遣い（敬語が正しく話せることや丁寧な言い回しなど）においても対象者を尊重する気持ちを示すように話ができるよう，日ごろからの話し方や表現において品位を高めるような意識が求められる．

(3) 理解する 　対象者の理解には，客観的理解と共感的理解がある．客観的理解とは，医療専門職としての知識を用いて，対象者の話を解釈し，判断することである．おもに情報収集をする場合に，対象者の話が明確でない場合には，具体的な話題に焦点化し，詳しい話の内容を質問し，矛盾があった場合には，思考を整理し，対象者が矛盾点に気づけるように質問をするなど，問題点を明確にすることである．このような場合も，すぐに結論を出すことや，矛盾点を明確に対象者に求めるのではなく，相手の立場でともに考える姿勢が望ましい．共感的理解とは，専門職者の思考，価値観を持ち込まず，対象者の思いや気持ちをありのままに受け入れることである．これは信頼関係の構築に重要である．

b. 医療者に必要なコミュニケーションにおける態度

医療専門職としてのコミュニケーションを促進するためには，患者の緊張をほぐし，信頼関係を構築する態度が重要である．特に挨拶，身だしなみ，プライバシーの配慮，対象者の価値観の尊重が求められる．

(1) 挨拶と自己紹介 　患者は，動いている医療者の名前を確認することが困難である．医療者は初対面の対象者に，静止して明るい表情や声で挨拶と自己紹介，さらに対面の目的を説明することで，対象者に安心感や信頼感が生まれ，医療者の話を聞き入れやすくなる．

(2) 身だしなみ 　身だしなみは，相手に発する最初のメッセージである．医療者として，清潔感のある服装や髪型，化粧によって与える印象は信頼関係に影響するため，対象者に不快感を抱かせないように適切に身だしなみを整えることが求められる．

(3) プライバシーの配慮 　対象者の病歴や家族関係などのプライベートな情報

を得る場合には，プライバシーの配慮ができる個室が必要である．プライバシーの保護された場でのコミュニケーションは，安心感，心配ごとを表出できる気持ちになりやすい．

(4) 対象者の価値観の尊重　患者の背景はさまざまであり，価値観も多様であることから，医療職の価値判断を押し付けるのではなく，対象者の背景を理解するように，共感的態度で話を聴くことが重要である．

11.4 ｜ 臨床栄養におけるコミュニケーション

A.　臨床栄養におけるコミュニケーションの特徴とその能力

　管理栄養士は，医療職のメンバーの一員として対象者や，他の専門職と信頼関係に基づいたコミュニケーションをとることが求められる．管理栄養士の業務は，対象者への栄養食事指導や給食管理，他の専門職種との連携が中心であり，言語的コミュニケーションと非言語的コミュニケーションの両者を活用した伝達手段が用いられる．

　言語的コミュニケーションでは，個別の対面で行う栄養の指導・教育，栄養相談がある．また患者グループに対して講義形式で行う栄養の指導・教育もある．他の専門職種との連携では，電子カルテなどの補助的手段を用いた文字言語でのやりとりや，直接的対面による報告，相談などがある．

　一方，非言語的コミュニケーションでは，一般的に直接接触（タッチ）を除く，身体動作，音声行動，空間行動のほか，補助的手段としての治療食など，実際の食事を教育媒体にした栄養の指導・教育も存在する．

　このような栄養の指導・教育や給食管理に求められるコミュニケーションの特徴から，必要とされるコミュニケーションの能力は，看護師などと同様に対人コミュニケーション力となる．特に食事や栄養といった話題は，入院中の患者にとっては非常に関心が高く，楽しみにしているものである．一方，これまでの食習慣は，個人の人生そのものである場合もあることから，疾患などによる栄養改善の必要性からの食行動の変容が目標となった場合に行う栄養の指導・教育では，対象者の食行動の行動変容の動機に左右されることがあり，栄養の指導・教育に伴う行動変容に困難を伴う場合がある．性急な評価を期待する食事指導ではなく，まずは人間関係や信頼関係を構築することに重点を置いた栄養相談や指導・教育の方法が重要となる．

B. 医療職間のコミュニケーション

栄養管理プロセスにおいて，多職種からの栄養管理の実施が不可欠である．

特に管理栄養士は，病棟やフロアにおいて対象者への臨床栄養指導を実施する役割が求められる．対象者からの毎食の食事摂取量や嗜好，食形態の適切性などの栄養評価を実施する際に，情報は多方面にわたるため，管理栄養士のみの情報だけでは不十分なことが多い．そのため，看護師や理学療法士，作業療法士などの他職種からの情報を効率よく収集し，栄養管理計画を作成し，多職種による専門的栄養管理の具体的内容をマネジメントする必要がある．

栄養カンファレンスなどの定期的会議では，多職種間の討議が有用であるが，会議では，限定された時間の中で管理栄養士の判断や意見を述べる．そのため会議以外の各自のラウンド（病棟や病室内の見回り）で管理栄養士自身から積極的に他職種へコミュニケーションを図り，情報の収集や確認を行う必要性がある．

他職種は各自専門的視点や価値観をもっているため，同じ対象者の同じ状況に対して観察する視点や，判断内容は異なるということを理解し，対象者の栄養管理目標の達成のためには，それぞれの異なった視点を生かしながら包括的な栄養管理計画を設定していく必要がある．特に，かかわった専門職間で対象者の状況に対する判断が異なった場合は，「聴く・訊く・伝える」の基本的スキルが有用である．「聴く」は，既に述べられている傾聴であり，信頼関係を導くものである．「訊く」は，こちらから尋ねることであるが，ラウンドでは他職種も業務中であることや，担当者が異なることがあることから，尋ねるタイミングと内容が大切である．特に訊く内容のポイントを絞り，相手の意見や判断の本質となる事柄について尋ねることによって，相手の判断・意見の根拠となるものを引き出し，相互理解につながる．その後，管理栄養士としての考えや意見を「伝える」ことで，栄養管理に関して他職種に具体的な行動を促進するための管理方法を意図的に提供できるものである．これらは他専門職と自分の間を結び，対象者に対する有効な支援につながっていく．

C. コミュニケーションに対するリフレクションの重要性

リフレクションとは「内省」を意味し，ほかにも「省察，熟考，反省して得た感想・意見・考え」などを含んだ概念である．実践したことを記述，分析，評価し，実践からの学びを明確にするために，実践経験を振り返る過程であるとされている．

管理栄養士は，対象者へコミュニケーションを基本にした栄養管理や，他職種と協働的ケアを実践するので，リフレクションを行うことで，提供した栄養管理を振り返り，実践を向上させ，自己成長することができる．

リフレクションを行うための5つの基本的スキルとして，①自己の気づき，②

表現・描写・記述，③評価，④批判的分析，⑤統合が示されている（田村由美, 2009）.

①自己の気づき：自分自身の価値観，信念，考え方の傾向，弱みや強み，ものの感じ方の特徴などの自分の特徴をよく知り向き合う.

②表現・描写・記述：他者にもわかるように全体的かつ部分的に話す・書くなどができるように実践の全体像を言語化することができる.

③評価：実践した状況の中での自分の行動・行為について，患者や家族に対してどうであったか，最善であったかどうかを判断する.

④批判的分析：③のプロセスを通じて，批判的な吟味を行い，問題や課題を分析する.

⑤統合：経験や実践からの学びを意味づけ，自らの栄養管理の実践に対する新たな見方ができるようになることである．これは自己成長として意識できるようになる.

D.　栄養カウンセリングやコーチング

　管理栄養士のカリキュラムでは，栄養の指導を行うにあたり，コミュニケーションの基本として栄養カウンセリングやコーチングを学ぶ．これらは対象者と医療関係者同士の関係だけでなく，すべての人とのかかわり方を学ぶことができ，コミュニケーション能力が格段に上がる.

　栄養の指導では，対象者の食行動の変容を促す必要がある．これは，痛みが取れる，熱が下がるといった患者が即座に傷病から回復したと実感できるものではなく，これまでの生活や食習慣を見直していこうというもので，時間をかけて行う食事療法である．科学的根拠に沿った指導・教育は重要だが，科学的事実を並べただけでは患者の心には響かず，行動変容は起こらない．患者が目標を決め，患者の持つ能力を引き出しながら一緒にゴールをめざすというコーチングスキルを身につけ，コミュニケーション技術を向上させることが必要である.

　予防医学の観点からは，保健分野とのかかわりから，自身は健常であると思っている疾患予備群などへ，どのようなアプローチをしていくかは，医療施設内とは異なるコミュニケーション能力が求められる．また，福祉施設では保育所のような乳幼児や保護者が対象の場合や，高齢者などでは嚥下障害や運動能力の低下といった課題を抱える人々とのコミュニケーション力が必要になる.

12. チーム医療

多くの人が「チーム医療」という言葉を聞いたことがあるだろう．しかし，チーム医療とは何か，というと，医療従事者でも少しずつ異なる解釈をしている．実際，急性期・救急医療の場面におけるチーム医療と，回復期・慢性期医療の場面におけるチーム医療（医療・介護の連携）は少し異なり，さらに，在宅医療の場面におけるチーム医療（医療・介護・福祉の連携）とも異なっている．

医療の急激な進展に伴い，高い専門性をもつ医療従事者が協働し，患者中心の医療を実践するチーム医療を推進することの重要性が強く認識されるようになったのは，近年になってからである．

厚生労働省では 2007 年「医師及び医療関係職と事務職員等との間等での役割分担の推進について」により，役割分担の具体例が示された．その後，「チーム医療推進に関する検討会」を設置し，その報告書（2010年）をふまえ，「医療スタッフの協働・連携によるチーム医療の推進について」（厚生労働省医政局長通知，2010年）を発出している．通知の中で，「多種多様な医療スタッフが，各々の高い専門性を前提とし，目的と情報を共有し，業務を分担するとともに，互いに連携・補完し合い，患者の状況に的確に対応した医療を提供するチーム医療が強く求められている」としている．

12.1 高まるチーム医療の重要性

A. チーム医療とは

チーム医療とは，1人の患者に対しさまざまな医療従事者が，多彩な領域の医療職能を発揮し，互いに連携し，医療にあたることをいう．この背景には，患者や家族による質の高い，安全・安心な医療の希望に対し，医療現場の疲弊，主として大学病院や大病院の医局や診療科による縦割り組織の弊害，患者取り違えな

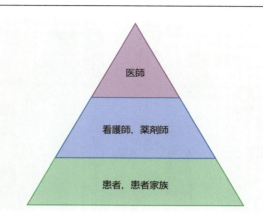

図 12.1　以前のピラミッド型医療システムのイメージ
医師を頂点とし，看護師と薬剤師からなる医療職がいて，患者や患者家族は下に置かれていた．

どの医療事故，カルテの共有化，治療の標準化への移行，医療・福祉・介護における多岐にわたる職種の誕生，在宅医療への移行などがあり，さまざまな医療システムをめぐる動きと関連している．

　第二次世界大戦前は，日本の医療従事者は医師，看護師，薬剤師しか法的身分が定められていなかった．国民のほとんどは，医師を頂点とする近くの開業医に診療してもらっていた．戦後，多くの医療にかかわる国家資格が誕生し，さらには中規模から大規模の病院が増え，1つの病院に多種多様な医療従事者が勤務するようになった．それでもしばらくは医師を中心とするしくみは変わらなかった（図12.1）．

　現在では，医療の専門化，細分化が進んでいる．医療の進歩や深化により従来のように1人がなんでもする時代から，多くの専門職が集まり，互いに協力して，患者の治療やケアにあたるようになってきた．従来型のピラミッド型のものではなく，患者を中心としたドーナツ型のチームワークによりチーム医療を実践することが重要となってきた（図12.2）．

　ちなみに，チーム医療（team medicine）とは日本での造語で，海外では通じず，英語だとteam approach to health careまたはteam approach to medicineである．

B.　チーム医療の目的

　チーム医療の目的は，それぞれに高い専門性をもった医療従事者がチームを作って医療にあたることで，医療や福祉における治療やケアをより安心・安全なものとし，質の高いものにすることにある．以前は1人の医師がどのような疾患や傷病者も診ていたが，現在の医療技術は高度に複雑に発展し，専門性が多岐に分かれてきた．医師の専門性は内科，外科，小児科，産婦人科，精神科だけにとどまらず，内科は循環器内科，消化器内科（食道・胃・十二指腸，大腸，肝胆膵），神

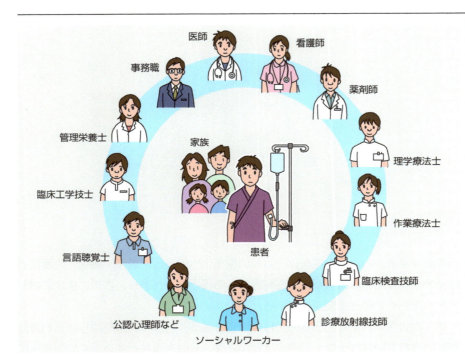

図 12.2　チーム医療
の概念図

ケアする対象である患者を中心に据え，多職種で連携しながらチームで医療を遂行する．チーム医療の構成員は，各職種の専門的技能をもって患者を見つめ，より質の高い，安心・安全な医療を提供する．このほかにも救急救命士，義肢装具士，視能訓練士，歯科衛生士，細胞検査士，医療リンパドレナージセラピスト，診療情報管理士，精神保健福祉士，介護福祉士，スポーツトレーナー，はり師，きゅう師，柔道整復師，ケアマネージャー，保健師といった職種がそれぞれの場面で連携をとる．

経内科，代謝・内分泌内科，腎臓内科，呼吸器内科，血液・膠原病内科，腫瘍内科などに分かれており，またその分野の中でもさらに細分化されている．

　こうした専門性は医師だけではなく，看護師や臨床検査技師，作業療法士など多くの職種にあてはまる．管理栄養士においても給食管理部門，病棟，外来，在宅あるいはリハビリテーションやスポーツ栄養学などによって，その専門性が異なってくる．最近では管理栄養士においても，4つの特定分野管理栄養士（特定保健指導担当管理栄養士，静脈経腸栄養管理栄養士，在宅訪問管理栄養士，公認スポーツ栄養士）や，4つの病態栄養専門管理栄養士（がん病態栄養専門管理栄養士，腎臓病病態栄養専門管理栄養士，糖尿病病態栄養専門管理栄養士，摂食嚥下リハビリテーション栄養専門管理栄養士）の教育と認定を日本栄養士会が進めている．

　こうしたことから1つの職種においても，1人だけでは十分に対応できない．また個々に高い専門性をもった医療従事者が，ばらばらに対応して，お互いに何をやっているかわからないようでは，患者に対し質の高い医療サービスは提供できない．そこで多彩な医療職種が連携し，多職種間でチームワークを生かし，質が高く，安心・安全で，効率のよい医療サービスを提供するのがチーム医療である．

C.　チーム医療への関心の高まり

　日本におけるチーム医療への関心の高まりは，2002年ごろからといっていい

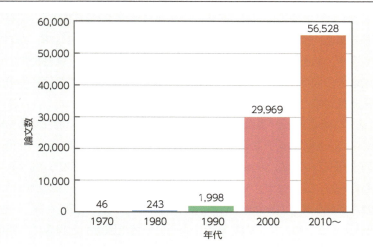

図 12.3　日本におけるチーム医療の論文数

だろう．それは発表された論文の数からもみてとれる．医学中央雑誌という日本の医療系論文データベースで検索すると，日本ではじめてタイトルに「チーム医療」が入った論文が出たのは1970年である．1990年代に入ってやや数が増し，2000年代から急激に増え，2015年1年だけで8,305本の論文が出ている（図12.3）．

　栄養関係のチーム医療に関する論文は，1976年に北里大学病院栄養科のグループが「栄養性疾患の予防に関するチーム医療」という論文を雑誌『給食管理』にまとめて発表している．日本の医療職の中で，管理栄養士にチーム医療がもたらされたのはさほど遅れていない．

　一方，海外の論文を「team approach」というキーワードで探してみると，1950年にLostyらが看護系の雑誌にはじめて発表している．海外と比べると日本には約20年遅れてチーム医療の考え方が入ってきたことになる．日本では，2009年に「チーム医療の推進に関する検討会」が発足し，報告書が出されたことにより，さらに関心が高まり，研究や事例の紹介など多くの情報が発信されている．

D.　チーム医療による患者中心医療へ：DOS から POS への転換

　医師が医療における客観性や確実性を追究してしまいがちであった従来の診療のあり方が，「疾患中心医療」あるいは「医師中心医療」と批判されることがあった．これは，病気を診ることに気をとられるあまり，患者をないがしろにし，極端に例えると「がんの摘出手術は成功したが，患者は死亡した」ということになる．これでは何のための医療だかわからない．

　これに対し，「患者中心医療」では，医師が「患者を理解する」態度を具体的に表現し，コミュニケーションを重要視する．患者中心医療で医師に求められる臨床

技法を6つの具体的要素に分類すると，①医学的概念である「疾患」と患者の個人的な体験である「病い」の両面に対する理解，②患者の全人的な理解，③治療の優先順位や目標，あるいは医師と患者の役割に関する共通基盤，④診療における予防と健康増進の取り組み，⑤患者・医師関係の強化，⑥限られた医療環境のなかでの現実的な対応となる．

この「医師中心医療」と「患者中心医療」は医療において相互に補完するものである．医師中心医療のしくみを医師志向型システム（doctor oriented system），あるいは疾病志向型システム（disease oriented system）といい，DOSという．また，患者中心の医療システムを，患者志向型システム（patient oriented system），あるいは問題志向型システム（problem oriented system）といい，POSという．患者（の問題）を解決するため，ケアの対象者を中心に据えた医療へと見直されたのである．

ここでいう問題（problem）とは，病歴，主訴，検査結果などで，患者や医師が異常であると認識するものと，患者の心身の機能や能力を低下させる原因と考えられる問題をさす．すなわち，医師が患者の主訴だけでなく，患者が抱えている問題を相互的に把握，分析し解決していくための診療記録システムといえる．問題リストや経過記録は，その重要度の順に番号をつけて記載されるため，医師の診断から治療方針，治療評価にかかわる思考過程を，すべての医療関係者が共有できることになる．このシステムは，チーム医療のなかで医療の質を向上させるなど，患者中心のアプローチを実践する有効な方法の1つである．

12.2 | チーム医療の効果と実践

A. チーム医療の期待される効果

チーム医療がうまくいくことで，どのような効果が期待できるだろうか．

たとえば，病気やけがの早期発見，早期回復，重症化予防などが期待できるとされる．管理栄養士による栄養スクリーニングや看護師が患者の食の進み具合が悪いと気づいたら，他職種と連携を取り，作業療法士は食べるときの姿勢や手や指の動かし方を指導し，言語聴覚士は嚥下機能を評価し摂食訓練をし，管理栄養士は栄養状態のアセスメントをしたうえで最適な食事形態や栄養法を提案できるだろう．チーム医療の開始前と開始6か月後を比較したところ，手術後の肺炎の発生率が有意に減少したとの報告がある．

また，医療従事者の過重労働の負担軽減が期待できるだろう．1人の医療従事者がいろいろな職務から解放され，各専門の職種が担当することで医療従事者の

負担が軽減され，質の高い医療が期待できる．

さらに，安全性の向上が期待される．各専門の職種が患者の医療にあたることで，医療の標準化や組織化が進み，たとえば「あの看護師は食事介助が上手ではない」といった問題が避けられ，より安全・安心なサービスが提供できるようになる．

患者中心医療として，患者満足度の向上が期待できる．多彩な医療従事者がきめ細やかに患者を観察し，個々の患者にあった栄養療法を提供することで，患者の喫食率や病院食への満足度が向上し，これが栄養状態の改善にもつながることになる．また患者や患者家族がどの医療スタッフに質問しても同じ説明を受けられることは，患者や家族の安心感にもつながる．

B. チーム医療における管理栄養士の役割

国民の高齢化や特に男性の肥満の増加，また糖尿病などの生活習慣病患者の増加に伴い，管理栄養士は患者の栄養状態を評価し，指導し，改善・維持させることで疾病予防や治療促進，QOLの向上などをめざす．医療や福祉の現場において果たす役割が大きくなっている．また，がんや腎臓病といった特殊な病態に対応できる管理栄養士の役割は今後ますます大きくなるだろう．

一般食では，医師と連携を図りながら食事内容や形態を決定し，特別治療食では食事内容や形態の工夫や提案を行うことが期待されている．普段の状態から病院や施設に入院・入所する前の栄養状況や摂食・嚥下機能を考慮し，患者に最適な食形態や摂取方法を提案や指導することが求められている．

a. チーム医療の具体例

チーム医療推進に関する検討会の報告書によれば，チーム医療の例として，栄養サポートチーム，感染制御チーム，緩和ケアチーム，口腔ケアチーム，呼吸サポートチーム，摂食嚥下チーム，褥瘡対策チーム，周術期管理チームなどが挙げられている．いずれも医師（歯科医師），看護師，薬剤師が配置され，その他，場面に応じて管理栄養士や臨床検査技師，理学療法士などで構成される．

b. 栄養サポートチーム（NST）

栄養サポートチームは，2010年（平成22年）の診療報酬改定により加算が新設された．これは一般の病棟や専門病院において専任・常勤の「医師，看護師，薬剤師，管理栄養士」で構成される栄養ケアチーム（いずれか1人は専従とする）を作り，栄養管理にかかわる診療を行う十分な体制を整備し，対象患者に栄養治療実施計画を作成し，当該患者に対し栄養治療実施計画書を交付し，説明すれば診療報酬に加算されるというものである．このほか，歯科医師，歯科衛生士，臨床検査技師，理学療法士，作業療法士，社会福祉士，言語聴覚士が配置されていることが望ましい，とされた．

c. 想定されるカンファランス

　こうした構成員により日常的にカンファランス（検討会）を開催し，患者が抱える問題を多職種間で検討し，問題解決をめざすのである．たとえば，進行した食道がん患者のカンファランスでは，医師から「手術による根治療法は難しい．食道の狭窄が強いので腫瘍の一部を切除し，嚥下できるような手術を検討したい」と提示された場合，看護師が「痛みはあまり訴えていないが，食べられないことからくる気持ちの落ち込みが激しいようです．また，体重減少も進んでいます」と状況を説明し，管理栄養士からは「術前の栄養は中心静脈栄養とし，術後1週

その場でできるチーム医療

病院や施設内に栄養サポートチーム（NST）があって，毎週あるいは毎月定期的に検討会を開催し，問題が挙がった患者について，各職種から専門的な意見が出され，NSTとして患者の問題解決に対応できることはとても素晴らしい．しかしすべての職場でそうした連携がシステムとして確立されているとは限らない．いろいろな要因でまだNSTが確立していないところもあるだろう．栄養士はNSTがないとチーム医療に参加できないのだろうか？

あるとき医師として私が病棟をまわっていると，看護師からある患者の血糖コントロールについて相談を受けた．その患者は糖尿病があり，経口摂取が困難だったため，経腸経管栄養を1日2回受けていた．糖尿病に対して経口血糖降下薬やインスリン注射などは使われていなかった．そのときの血糖値の変動が表12.1Aである．血糖値は高いときは300 mg/dL近くまで上昇するが，低いときは100 mg/dLを切ることもあった．高血糖も問題であるが，高齢者では特に症状が表れない無自覚性の低血糖は危険である．担当看護師はそれが気になって私に声をかけたのだろう．たまたま病棟をまわっていた管理栄養士に私は，「この患者さんどう思う？」と声をかけてみた．すると「1日の血糖変動が大きいようですね．特に栄養剤が入る前の血糖値が低いようですから，1日2回から3回に変えてみましょう．」と提案された．私はすぐに同意し，そうするよう看護師に指示を出した．その翌週の血糖値が表12.1Bである．血糖値の日内変動が少なくなっているのがみて取れる．こうした連携も立派なチーム医療である．

表 12.1　ある患者の血糖値

経腸経管栄養をチーム医療で1日2回から3回にすることで，血糖値の変動が抑えられた．患者本人の了解を得てデータ掲載．

A. 1日2回の経腸経管栄養				B. 1日3回の経腸経管栄養			
	8月10日	8月12日	8月14日		8月17日	8月19日	8月21日
7：00	138	118	120	7：00	117	108	120
11：00	285	246	293	11：00	163	152	138
17：00	110	97	107	17：00	124	160	145
23：00	247	268	235	23：00	184	147	162

間目から徐々に経口摂取を開始し，ゆっくり食べることを指導しながら，食の楽しみを取り戻してもらいたい」といった提案がなされるだろう．こうした情報を多職種間で共有しながら治療を円滑に進めることは，治療方針の共有化という点で医療職にとっても重要だが，患者や家族がどの病院スタッフに尋ねても同じ情報を聞くことができるので，とても有益なことである．

C. チーム医療を成功させるために

　チーム医療を成功させるためには何が必要だろうか．①互いの専門性を理解し，②各自の専門性に立脚した意見を，③互いに上下関係なく言える環境が大切である．こうした環境を作り上げるためには，互いが何を言っているのか理解できていることが重要である．医師や看護師が言っていることが理解できないようでは，管理栄養士として患者のニーズにマッチした栄養管理の策定はできないだろう．患者の状況を理解し，他職種の意見を受け止めたうえで，自分の専門性を生かした意見を発信することが必要である．そのためには養成校を卒業したから，資格を取ったからもう勉強しなくてもいいというわけではなく，プロフェッショナルとしての専門性を発揮するためには絶えず勉強することが求められている．

13. 医療，ヘルスケアの現状と今後の展開

　人間のあらゆる活動を根底から支えているのが，身体と心の「健康」であることは言うまでもない．健康とは何かを考えてみよう．

　一般的に，健康とは，身体に悪いところがなく，心身が健やかなこと，と定義されている．世界保健機関（WHO）の憲章の健康の定義も意味深い．「健康とは，身体的，精神的，社会的に完全に良好な状態（well-being）であり，単に病気あるいは虚弱でないことではない」としている．このWHOの定義については1946年に憲章が制定されたこともあって，長らく健康の概念構築の基盤となっていた．制定の50年後に社会・時代背景も異なってきたことから，1998年に憲章の改正の提案がなされ，精神的の後にスピリチュアル（spiritual）を，良好な後に動的（dynamic）という言葉を加えようと発議された．この提案は，WHO執行理事会で総会提案とすることが決まり，そのことが大きく報道されたため，健康の定義は改正されたと誤解している人も多い．実際は，その後のWHO総会で，現行の健康の定義は適切に機能しており，審議の緊急性が他案件に比べて低いなどの理由で，審議入りしないまま，改正案の採択も見送りとなり，そのままとなっている（日本WHO協会）．

　このように，健康と病気（疾患）の定義は難しいものであるが，概念はともかく，今後，健康と病気の区別ができにくい要因が将来において出てくることが強く予想される．その1つの例が超高齢社会の到来である．すなわち，超高齢社会においては，加齢的変化と病気の区別ができず，加齢的変化があっても自立し，社会参画でき，QOLの維持ができるということが健康を意味し，できないものが病気という概念になっていくことが考えられ，何をもって健康，病気というのか判然としなくなる．

13.1 将来の年齢別人口—少子高齢社会の到来

*65歳以上人口が総人口に占める割合を高齢化率という. 高齢化率7～14%を高齢化社会, 14～21%を高齢社会, 21%以上を超高齢社会という. 日本は2022年現在 29.1%である.

年齢別人口の変化をみれば, 超高齢社会*が到来していることが容易に理解できる. 一般的に, 世代別人口分類として, 0～14歳人口(年少人口), 15～64歳人口(生産年齢人口), 65歳以上(老年人口)といい, 特に65～74歳人口(前期高齢者), 75歳以上(後期高齢者)と定義される. わが国においては, 低い出生率も一因となり, 諸外国に例を見ないスピードで高齢化が進んだ.「第一次ベビーブーム」または「団塊の世代」といわれる1947～49年生まれは, 2021年現在, 約800万人いる. 2025年にはこの世代が75歳以上となり, 介護, 医療費などの社会保障費の急増が懸念され, これを「2025年問題」という. 目下, 医療, 福祉政策の喫緊の課題となっている. なぜなら, 2025年に高齢者人口は3,500万人となり, 日本の人口に占める割合が約30%, 日本人3人に1人が65歳以上の高齢者(年金受給者)という時代になるからである. 課題は2025年問題にとどまらない. 人口将来推計によれば, 2045年には65歳以上の高齢者の占める割合は38.2%, 2055年には40.5%にまで上昇すると予想されている(図13.1).

図13.1 日本の年齢別人口の変化
1990年および2010年の総人口は, 年齢不詳を含む.
[資料: 総務省「国勢調査」, 国立社会保障・人口問題研究所「日本の将来推計人口(平成24年1月推計): 出生中位・死亡中位推計」(各年10月1日現在人口)]

一方, わが国の年間の出生数は, 第1次ベビーブーム期には約270万人, 第2次ベビーブーム期には約210万人であったが, 1975年に200万人を割り込み, それ以降, 毎年減少し続けた. 1984年には150万人を割り込み, 1991年以降は増加と減少を繰り返しながら, 減少傾向となっている. 2022年の出生数は, 77万747人であり, 前年の81万1,622人より4万875人減少した. このように少子化の波は現実問題として大きくなっており, このことは日本の総人口の減

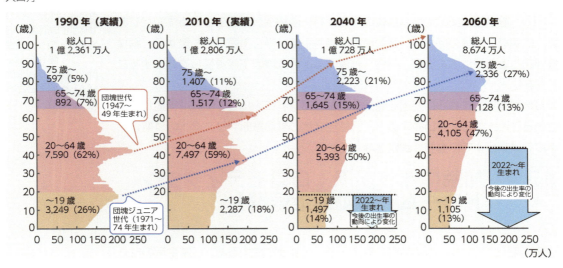

少の原因となり，ひいては生産年齢人口の減少につながる．

少子化と高齢化は元来別々のものであるが，わが国においては少子化と高齢化が同時に進行しており，さまざまな社会保障の問題から，両者はまとめて少子高齢化としてとらえられている．

このように社会全体が少子高齢化すると，病気そのものと病気を取り巻く環境（医療システムや保険など）を見据えての将来展望を考える必要がある．

13.2 加齢に伴う疾患：認知症

加齢に伴う疾患の重要なものとして，認知症がある．認知症とは，脳の器質的な障害によって成長の過程で一度獲得された知能が病的に低下し，日常生活に支障をきたす状態を意味する．

認知症にはアルツハイマー病型認知症と脳血管性認知症の2つがある．アルツハイマー型認知症は，脳にタンパク質のアミロイドβが溜まることを引き金に，タウタンパク質の凝集が生じ，脳の神経細胞が変性・脱落して脳の委縮が起きる．初期の症状は物忘れで，徐々に認知機能障害（記憶，見当識，学習，注意，空間認知機能の障害）が進行し，障害が重度になると摂食や着替え，意思疎通なども困難となる．薬物治療が導入され，また早期診断や適切な治療ケアによって進行を遅らせることも可能となってきている．遺伝的な危険因子としては，脂質代謝に関係するアポリポタンパク質Eの遺伝子多型がある．予防策として食習慣で野菜，果物（ビタミンE，ビタミンC，βカロテン），赤ワイン（ポリフェノール），魚（DHA, EPA などの脂肪酸）の摂取，運動習慣（有酸素運動），知的生活習慣やテレビ・ラジオの視聴，トランプなどのゲーム，文章を読む，楽器の演奏やダンスなどが挙げられている．

一方，脳血管性認知症は脳血管の障害，特に脳梗塞が原因で生じる認知症である．認知機能障害のほかに，言語障害，半身不随，歩行障害なども呈する．脳梗塞が起こる背景には高血圧，喫煙，糖尿病などの危険因子が重複して存在することが多い．

したがって，これらの要因を除去するなどコントロールしていれば発症が予防できることとなる．言い換えると，認知症発症の早期診断やリスクへの早期介入手段の構築がすでに重要な課題となっている．

13.3 加齢に伴う疾患：ロコモティブシンドローム（運動器症候群）

骨，関節，筋肉などの運動器の働きが老化によって衰えると，日常生活の自立

DHA：docosahexa-enoic acid．ドコサヘキサエン酸
IPA：icosapenta-enoic acid．イコサペンタエン酸．旧名称エイコサペンタエン酸（eicosa-pentaenoic acid：EPA）とも表記される

図 13.2　ロコモティブシンドロームのチェック事項
［ロコモパンフレット2015年度版, p.4, 日本整形外科学会（2015）］

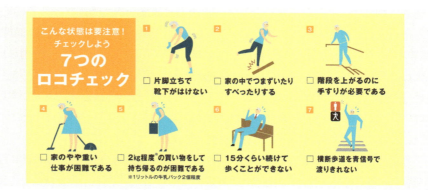

度が低下し，介護が必要になったり，寝たきりになる可能性が高くなる．運動器の障害のために，要介護になったり，要介護になる危険性の高い状態になったりすることをロコモティブシンドロームという（図13.2）.

　骨粗鬆症やその合併症は，ロコモティブシンドロームにつながる大きな要因の1つである．骨は一度できたら変化しないように思われがちであるが，常に古くなった骨は新しく作り変えられている．すなわち，古い骨を破骨細胞が壊していき（骨吸収），骨芽細胞が新しい骨を作って（骨形成）いく，といった骨の新陳代謝が絶えず行われている．加齢や閉経によってこの新陳代謝が低下していくと，骨吸収が進み，脆弱性骨折になりやすくなる．しりもちをついたときに起こる背中や腰の骨がつぶれてしまう椎体骨折や，転倒したときの大腿骨近位部の骨折などは治るまでに時間がかかり，その間に全身の身体機能が低下し，介護の必要が出てくる．このことによって，日常的に心身ともに健康で暮らせる「健康寿命」を短くしてしまう．喫煙習慣や過度な飲酒，偏った食生活は，骨に必要なカルシウムの不足につながり，運動不足は骨の強度を低下させることになる．したがって，カルシウムを含め，栄養バランスのとれた食生活や適度な運動が骨粗鬆症を防ぐ大きなポイントとなる．掃除，洗濯，布団の上げ下ろし，買い物などは骨に適度な負荷を与えるので，日常の家事でも大いに効果が上がる．医療のみならず，生活面での指導が重要な課題となろう．また，フレイル（虚弱），サルコペニア（筋力あるいは身体能力の低下）といった加齢による筋力低下をきたす疾患に対する栄養プログラムや運動プログラムの確立も，今後大いに求められるようになるであろう.

13.4 ｜ 超高齢社会とリハビリテーション医学

　リハビリテーションは，再び元に戻すという意味合いから，これまで「後医療」と呼ばれていた．今では治療開始，あるいは診断と同時にリハビリを始めること

が普通になっている．超高齢社会では，病後の後遺症を抱える人が増えるので，リハビリは必須となる．また高齢者が可能な限り，健康で自立して暮らせる時間，「健康寿命」を延ばすためにもリハビリは必要となっている．胸部・腹部手術なら手術した日からリハビリを行うことが普通である．手術前から術後を想定したリハビリも行うことが推奨され，実践されてきている．リハビリの開始時期が早ければ早いほど，術後合併症のリスクが下がり，回復も早くなり，患者にとっても病院にとっても大きなメリットになるからである．

このように，従来の寝たきりの人に対するリハビリは「守り」から，積極的に生活機能を回復させ，さらには健康寿命の延伸をめざした「攻め」のリハビリに変わってきている．つまり，元来のリハビリテーションの意味するところである，再び人間たるにふさわしい状態に戻すということが，より鮮明に意識されるようになるであろう．

最近では，脳卒中後の麻痺を薬物で調整し，ロボットを使って手足を動かせばその動きが脳に伝えられて，死んだ神経細胞の周囲が活性化することもわかってきた．心臓の分野でも，適切に調節された運動であれば，むしろ心臓の負担を軽減できるなど，これまでの常識が覆されてきているのが現状である．

13.5 超高齢社会と医療システム：医療費と寿命

日本の医療費は2009年で38兆円を超え，内閣府によると2025年には53兆円になると推定されている．また介護費も現在9兆円であるが，2025年には20兆円になる．これだけの医療費を誰が負担するのか，消費税を上げても追いつかない，つまり，日本全体のあらゆる問題の根本的な問題になる．各個人あたりの医療の負担が少なくなるようにと，わが国では1961年以降，国民皆保険制度をとっている．したがって，医療費を抑えることは各人が医療を安心して受けることができる大前提となる．医療費をどのように抑え，適正化していくのかは政策的なこともあり，今後も大いに議論され続けていくことは間違いない．

健康寿命と寿命の差は日常生活に障害のある不健康な期間となる．平均寿命の延伸に伴い，平均健康寿命との差が拡大すれば，医療費や介護の給付費の消費を増大することとなる．この差を短縮すれば，個人の生活の質の低下を防ぐことができ，社会保障負担の軽減も期待できる．

平均健康寿命について，2001（平成13）年と2019（令和元）年を比べると，男性は69.40年から72.68へと3.28年，女性は72.65年から75.38年と2.73年延びている．一方，平均寿命をみると，同期間で，男性は78.07年から81.41年へと3.34年，女性は84.93年か87.45年へと3.52年延びている（図13.3）．

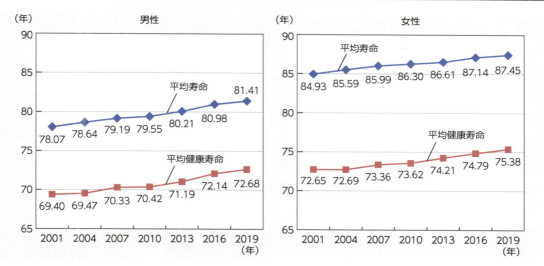

男性 女性

（年）

図 13.3　平均寿命と平均健康寿命の推移
[資料：平均寿命 2001，2004，2007，2013，2016，2019 年は，厚生労働省，簡易生命表，2010 年は完全生命表]

厚生労働省厚生労働白書（令和4年版）によれば，平均寿命（0歳の平均余命）は男性では81.56年，女性では87.71年である.

13.6 ┃ 超高齢社会の問題：在宅医療を含んだ慢性期医療，終末期医療

　超高齢社会の到来は，従来の医療とは異なる必要性を生み出した. 特に，病気の質が急性から慢性疾患に移ることとなった. この慢性期では医療よりも看護・介護のウエイトが高くなる. 主治医を含め，さまざまな専門職がチームを組んで在宅医療を支えることとなる. しかし，在宅では医療が中心ではなく，患者の生活が中心となるため，職種を超えた医療・保健・福祉関係者のさらなる連携が求められる.

　従来の医療は，患者を1分でも1秒でも長生きさせることが求められていたが，今や医療技術の発達によって，ただ生かすだけならかなりのことができるようになってきた. したがって，医療関係者がさらに考えなければならないことは，ヒトとしての尊厳であり，最後の生き方を大切に考えることである. 終末期の医療には，医療の経済性なども考えなければならない. 終末期に高いお金のかかる医療が必要かどうか，医療関係者のみならず家族でも容易に判断はできない. わが国では3分の1の人ががんで死亡するが，がん患者の緩和医療は単に疼痛緩和だけをいうのではなく，家族のケアや病気で仕事を失うつらさまで含まれることとなる.

13.7 先制医療の必要性

　疾病構造の変化で健康の概念が変化してきている．感染症以外のほとんどの病気を非感染性疾患（non-communicable diseases：NCDs）というが，特に，糖尿病などの生活習慣病，がん，心筋梗塞，肺気腫などの慢性閉塞性肺疾患，また，高齢化に伴い，変形性関節症，骨粗鬆症に伴う骨折，筋力低下などのロコモティブシンドローム，認知症など，QOLにかかわる病気が増えている．

　超高齢社会では誰もが複数の病気を抱えながら生きていくことになるので，持病を悪化させないということが重要になっていく．高齢者が質の良い生活ができて，長生きしてよかったと思える社会を作っていくことが大切である．そのためには病気を早い時期に診断して，重症化しないようにすること，できるだけ病気にならないようにすること，つまり病気の予防が大切である．

　従来の予防医学は「集団の予防医学」であり，個人の特性を問わないものであった．煙草を吸ってはいけない，血圧が高かったら下げなさいというものであった．今後は，個人の特徴に応じた予防を考える時代になると予想される．発症前診断ができると，本人はまったく健常と思っている間に，病気が進行していることがわかり，その時期に治療を開始すれば病気にならない，あるいは病気を遅らせることができることになる．これが先制医療と呼ばれるものである．

　漢方をはじめとする東洋医学の中には未病という概念がある．病気というほどではないが，病気に向かいつつある状態が未病と呼ばれてきた．米国でpreemptive medicine，日本では京都大学名誉教授の井村裕夫氏が先制医療という言葉を提唱している．未病の医療と先制医療は，病気になる前に介入するという点では同じだが，先制医療という概念が出てきた背景には遺伝子研究の進歩，ゲノム解析がある．

　アルツハイマー病の症状が出る前に，すでに脳の中にアミロイドβというタンパク質が貯留する．これによって神経細胞の障害が生じ，認知症となる．したがって，アルツハイマー病になってからアミロイドβを減らしても，すでに脳の神経細胞は死んでいるので，治療の真の効果は出ない．米国ではまったく症状がないが，アミロイドβが溜まっている人に対して，薬の治験が始められている．

　先制医療を裏付ける技術は急速に進歩している．ゲノム情報のみならず，各種のバイオマーカー，それに疫学研究を付け合せて解析すれば，相当高い精度で将来どのような病気を発症しやすいかが判明する．アルツハイマー病，糖尿病，循環器疾患，虚血性心疾患，骨粗鬆症などに関してはバイオマーカーの研究が進んでいる．

先制医療の普及に欠かせないのはかかりつけ医である．病気になった患者を治すばかりでなく，今後その人を病気にしないようにケアするのも医療の重要な役割となる．

13.8 | 地域医療とかかりつけ医

　これからの医療として国が進めているのは，在宅医療として，地域ごとの将来ニーズをふまえ，それぞれの病院をはじめとする医療機関が効率よく機能を発揮し，地域の連携体制がはたらき，かつ病院の経営が安定するような体制構築である．これは，それぞれの地域の特性に応じた地域包括ケアシステムと呼ばれるものである．地域包括ケアは，高齢者が可能な限り，住み慣れた地域で，自立した生活を営むことができることをめざすものであり，切れ目のない医療・介護を提供できるような「かかりつけ医」を中心とした体制の構築を中心に，さまざまな医療，福祉，介護の職種によるサポートである（図13.4）．

　日常的な診療や健康管理などを行う，地域の身近な医師をかかりつけ医という．大きい病院では待ち時間が長くかかる場合もあるが，かかりつけ医を決めておくとちょっとした風邪，あるいは降圧剤など，長期にわたる処方などのために，大

図13.4　かかりつけ医

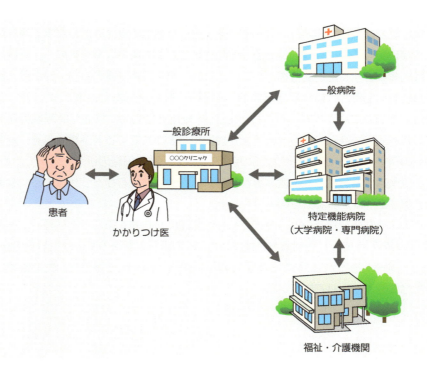

患者

かかりつけ医

一般診療所
〇〇〇クリニック

一般病院

特定機能病院
（大学病院・専門病院）

福祉・介護機関

変便利となる．医師会もかかりつけ医を推奨し，急な病気はもちろん，健康のこと，医学や医療のこと，いろいろ些細なことも気軽に相談できるかかりつけ医（ホームドクター）を持つことを勧めている．かかりつけ医は必要なとき適切な専門医がいる病院に紹介する．患者は病気の種類によって急性期の病院に入院し，より高度な医療を受けたのち，退院し，（病気や症状によっては回復期の病院に入院することになるが）再び，かかりつけ医によって長期に経過が観察されて，これらは，かかりつけ医を中心とした病院同士の連携として「病病連携」あるいは水平連携といわれる．一方，かかりつけ医から大病院へ，また逆に大病院からかかりつけ医へという水平連携によって，切れ目のない医療が完結できることになる．

　かかりつけ医を受診することで患者がそれぞれの症状にあった相応しい医療が受けられるようになり，適切な受診行動，重複受診の是正，薬の重複投与の防止などによって医療費の適正化がなされる．このような病病連携，つまり，専門性が異なる病院間連携によって，患者へより適切な医療が施される．これによってシステムの集約化ができ，病院にとっても症例数の確保ができ，高度な医療機器を選択的に購入することができる．症例数の確保は医療従事者の育成にも大きな役割を果たす．

13.9 | 再生医療について

　再生医療は急速に実用化が進んでいる．失った組織の再生など，さまざまな可能性が現実のものになりつつある．国の施策としても再生医療を育成し，重要な国際的産業とすることを目標としているため，再生医療法案の新設，「医薬品，医療機器等の品質，有効性及び安全性の確保等に関する法律」(旧薬事法) の改正などの法的整備も進んできている．わが国はiPS細胞をはじめ，多能性幹細胞の研究では世界的にも進んでおり，ますます成果が発表されてくると予想される．網膜細胞の再生はすでに臨床研究段階の手術が行われ，神経細胞の研究も進んでいる．次の段階は臓器のような高度な複合体を作ることができるかどうかにある．今後の発展が最も望まれる分野の1つである．

　このような研究が進むと，今までにない課題にも直面することとなる．たとえば，体の外で作成した脳組織を移植すると，どのような意識の変化が生じるのか，また，同一人物のiPS細胞から精子と卵子を作ると何が起こるのか，生命倫理の新たな問題が生まれてきている．

　　　　　　　　　　　　　　　　　　　13. 医療，ヘルスケアの現状と今後の展開

13.10 | ロボット医療，工学技術の導入，IT の展開

医用工学の急速な進歩に基づき導入されたロボット支援手術システムは，従来の外科手術の概念に大きな変革をもたらしながら，急速に臨床の場に普及しつつある．いわゆるロボットテクノロジーである．「da Vinci」と呼ばれる1990年代に米国で開発された内視鏡カメラとロボットアームを用いる遠隔操作ロボットは，術者が3Dモニター画面を見ながらあたかも術野に手を入れているかのようにロボットアームを操作して手術をし，人間の手が届かない場所にメスやハサミを入れることができるため，従来の手術以上の成績を上げている．とくに前立腺がん手術で保険適用が認められ，手術が低侵襲で，手術に要する時間も短縮されているので，患者にとっても大きな福音となっている．

手術用ロボットよりも介護用ロボットの活用が先に進んでいる．食事介護ロボットや配膳ロボット，患者の家で薬の服用時間を教えたり，異常のときに担当医師に知らせたりする介護ロボットなどは実用段階にきている．また介護にはかなりの重労働を強いられるが，患者を抱き上げて移動させるときに看護師，介護士が着用するロボットスーツなども活用が進んでいる．また，犬や猫に替わる癒し系ロボットも汎用され，ロボットによる在宅介護が充実してきている．

専門の医師が近くにいない地域では，通信インフラを活用した医療の果たす役割が大きくなっている．どこにいても適切な医療が受けられる環境が実現できる遠隔医療(テレメディシン)が進むと予想される．

13.11 | 周産期・小児医療の課題

女性の妊娠，出産，授乳，更年期などには医療のサポートが男性以上に必要である．女性の体内では複雑な変化が周期的に繰り返され，些細な体調不良でも大きな異常を引き起こしかねない．女性の抱えるリスクは高く，十分なケアが必要である．少子化の進む今日，女性はますます社会での活躍が期待されている．働く女性はできるだけ早い時期からかかりつけ医を介して，異常があれば相談すべきであり，女性が気軽に相談できるように医療サイドも敷居を低くしておく必要がある．

欧米諸国では子宮頸がんワクチンは小学生の間に受けるほど普及しているが，わが国では関心は高いのだが，副作用に敏感なこともあり課題として残る．出生前診断も重要である．すべてのヒトは個性ある遺伝子をもって生まれてきている．

医療サイドはただ診断するだけでなく, あらゆるカウンセリングを怠ることなく, 社会も子育てをサポートする環境が必要である.

13.12 グローバルヘルス

　医療にもさまざまなグローバル化の影響が押し寄せてきている. 経済発展に伴ってアジア各国でも生活習慣病が大きな課題となっている. わが国でも伝統的な和食の食習慣が後退し, メタボリックシンドロームが社会問題化している. TPP（環太平洋パートナーシップ協定）が経済, 産業のみならず, 社会全体のボーダレス化を促すこととなる. これが進むと, 医療の世界でも混合診療が解禁される可能性が指摘されている. 混合診療は患者の選択肢を広げるという利点があると同時に, 高度な医療を受けることができる人とそうでない人との格差を生むことになる. TPPによって将来的には外国の医薬品や医療機器の輸入の自由化や外国人が医療現場に就く可能性が高くなる.

　訪日, 在日外国人, 在外邦人など国境を越えて生活する人たちへの医療も大きな課題となっている. また, わが国の高度な医療が新たな国内産業となる機会にもなる. メディカルツーリズムも広がる可能性は高い. 感染症の国際化も深刻な問題である. 2019年に中国で報告された新型コロナウイルス感染症（COVID-19）は世界中に広がり, 2023年に至りようやく沈静化してきた. 人・物の移動がジェット機の普及などにより高速化・大量化したことによって, 病原菌が引き起こす問題は私たちが経験したことのない速さで蔓延する危険性を証明した形となった.

参考書

- 日本栄養改善学会監修，管理栄養士論，医歯薬出版（2021）
- 日野原重明，医学概論，医学書院（2003）
- 竹内正監修，医療原論，弘文堂（1996）
- 北村諭，医学概論 改訂8版，中外医学社（2023）
- 檜　学ほか編，医学概論，朝倉書店（1990）
- 畔柳達雄ほか監修，医の倫理ミニ事典，日本医師会（2006）
- ミルトン・メイヤロフ，ケアの本質，ゆみる出版（1987）
- アーネスティン ウィーデンバックほか著，池田明子訳，コミュニケーション，日本看護協会出版会（1979）
- 深田博巳，インターパーソナルコミュニケーション，北大路書房（1998）
- エドワード・T・ホール著，日高敏隆ほか訳，かくれた次元，みすず書房（2000）
- ピーター G. ノートハウスほか著，萩原明人訳，ヘルスコミュニケーション改訂版，九州大学出版会（2010）
- 齊藤孝，コミュニケーション力，岩波書店（2004）
- 日本学術振興会「科学の健全な発展のために」編集委員会編，科学の健全な発展のために，丸善出版（2015）
- 浅井篤ほか編，少子超高齢社会の「幸福」と「正義」，日本看護協会出版会（2016）

医療概論 索引

編者紹介

河田　光博
　　1977年　京都府立医科大学医学部医学科卒業
　　現　在　京都府立医科大学名誉教授／京都岡本記念病院教育担当顧問

小澤　一史
　　1984年　東京慈恵会医科大学医学部医学科卒業
　　現　在　佛教大学保健医療技術学部 教授

渋谷まさと
　　1984年　東京慈恵会医科大学医学部医学科卒業
　　現　在　女子栄養大学短期大学部生理学研究室 教授

NDC 490　　172 p　　26 cm

栄養科学シリーズ NEXT
医療概論
　　　2017年11月20日　第1刷発行
　　　2024年 7 月25日　第3刷発行

編　者　河田光博・小澤一史・渋谷まさと
発行者　森田浩章
発行所　株式会社　講談社
　　　　〒112-8001　東京都文京区音羽 2-12-21
　　　　　　販　売　(03)5395-4415
　　　　　　業　務　(03)5395-3615
編　集　株式会社　講談社サイエンティフィク
　　　　代表　堀越俊一
　　　　〒162-0825　東京都新宿区神楽坂 2-14　ノービィビル
　　　　　　編　集　(03)3235-3701
本文データ制作
カバー印刷　株式会社双文社印刷
本文・表紙印刷
製本　　　　株式会社ＫＰＳプロダクツ

栄養科学シリーズ　NEXT

基礎化学 第2版 ISBN 978-4-06-535640-1	運動生理学 第2版 ISBN 978-4-06-155369-9	栄養教育論実習 第2版 ISBN 978-4-06-155381-1
基礎有機化学 第2版 新刊 ISBN 978-4-06-535642-5	食品学 ISBN 978-4-06-155339-2	栄養カウンセリング論 第2版 ISBN 978-4-06-155358-3
基礎生物学 ISBN 978-4-06-155345-3	食品学総論 第4版 ISBN 978-4-06-522467-0	医療概論 ISBN 978-4-06-155396-5
基礎統計学 第2版 新刊 ISBN 978-4-06-533602-1	食品学各論 第4版 ISBN 978-4-06-522466-3	臨床栄養学概論 第2版 ISBN 978-4-06-518097-6
健康管理概論 第4版 新刊 ISBN 978-4-06-533432-4	食品衛生学 第4版 ISBN 978-4-06-155389-7	新・臨床栄養学 第2版 ISBN 978-4-06-530112-8
公衆衛生学 第3版 ISBN 978-4-06-155365-1	食品加工・保蔵学 ISBN 978-4-06-155395-8	栄養薬学・薬理学入門 第2版 ISBN 978-4-06-516634-5
食育・食生活論 ISBN 978-4-06-155368-2	基礎調理学 ISBN 978-4-06-155394-1	臨床栄養学実習 第3版 ISBN 978-4-06-530192-0
臨床医学入門 第2版 ISBN 978-4-06-155362-0	調理学実習 第2版 ISBN 978-4-06-514095-6	公衆栄養学概論 第2版 ISBN 978-4-06-518098-3
解剖生理学 第3版 ISBN 978-4-06-516635-2	新・栄養学総論 第2版 ISBN 978-4-06-518096-9	公衆栄養学 第7版 ISBN 978-4-06-530191-3
栄養解剖生理学 ISBN 978-4-06-516599-7	基礎栄養学 第4版 ISBN 978-4-06-518043-3	公衆栄養学実習 ISBN 978-4-06-155355-2
解剖生理学実習 ISBN 978-4-06-155377-4	分子栄養学 ISBN 978-4-06-155397-2	地域公衆栄養学実習 ISBN 978-4-06-526580-2
病理学 ISBN 978-4-06-155313-2	応用栄養学 第6版 ISBN 978-4-06-518044-0	給食経営管理論 第4版 ISBN 978-4-06-514066-6
栄養生化学 ISBN 978-4-06-155370-5	応用栄養学実習 第2版 ISBN 978-4-06-520823-6	献立作成の基本と実践 第2版 ISBN 978-4-06-530110-4
生化学 第2版 新刊 ISBN 978-4-06-535641-8	運動・スポーツ栄養学 第4版 ISBN 978-4-06-522121-1	
栄養生理学・生化学実験 ISBN 978-4-06-155349-1	栄養教育論 第4版 ISBN 978-4-06-155398-9	

東京都文京区音羽 2-12-21
https://www.kspub.co.jp/

 KODANSHA

編集　☎03(3235)3701
販売　☎03(5395)4415